国家卫生健康委员会"十三五"规划教材

全国高等职业教育配套教材

供护理类专业用

中医护理学
实训与学习指导

U0208034

主　编　温茂兴

副主编　屈玉明　程敏辉

编　者（以姓氏笔画为序）

王芳玲（沧州医学高等专科学校）　　温茂兴（襄阳职业技术学院）

屈玉明（山西卫生健康职业学院）　　谢宜南（天津医学高等专科学校）

郭宝云（漳州卫生职业学院）　　　　蒋黎云（襄阳职业技术学院）

秦建设（重庆三峡医药高等专科学校）　程敏辉（黑龙江护理高等专科学校）

梁小利（四川护理职业学院）　　　　熊　俊（江西中医药大学）

人民卫生出版社

图书在版编目（CIP）数据

中医护理学实训与学习指导 / 温茂兴主编. —北京：人民卫生
出版社，2020

ISBN 978-7-117-29441-6

Ⅰ.①中… Ⅱ.①温… Ⅲ.①中医学 - 护理学 - 医学院校 -
教材 Ⅳ.①R248

中国版本图书馆 CIP 数据核字（2019）第 292234 号

| 人卫智网 | www.ipmph.com | 医学教育、学术、考试、健康，购书智慧智能综合服务平台 |
| 人卫官网 | www.pmph.com | 人卫官方资讯发布平台 |

中医护理学实训与学习指导

主　　编：温茂兴
出版发行：人民卫生出版社（中继线 010-59780011）
地　　址：北京市朝阳区潘家园南里 19 号
邮　　编：100021
E - mail：pmph @ pmph.com
购书热线：010-59787592　010-59787584　010-65264830
印　　刷：天津安泰印刷有限公司
经　　销：新华书店
开　　本：787 × 1092　1/16　　印张：11
字　　数：282 千字
版　　次：2020 年 1 月第 1 版　2020 年 1 月第 1 版第 1 次印刷
标准书号：ISBN 978-7-117-29441-6
定　　价：28.00 元
打击盗版举报电话：010-59787491　E-mail：WQ @ pmph.com
质量问题联系电话：010-59787234　E-mail：zhiliang @ pmph.com

前　言

　　本书是国家卫生健康委员会"十三五"规划教材《中医护理学》的配套教材,应与《中医护理学》主教材配合使用。本书分为上、下两篇。上篇是实训指导,下篇是学习指导。上篇介绍了舌诊、脉诊、中药煎煮法、腧穴定位、毫针刺法、灸法、基本推拿手法、拔罐法、刮痧法,共9项实训。每一项实训指导包括实训目的、用物准备、操作程序、教学方法、实训报告等内容。下篇按绪论、第一至第十章的顺序逐章进行学习指导,内容包括重点提示、疑难解析、方法指津、测试习题四部分。重点提示对每一章的重要知识点进行了梳理;疑难解析对每一章难以理解和容易出错的内容作了进一步阐释;方法指津介绍了如何理解和掌握本章内容,以提高学习效率;测试习题分为选择题、名词解释、填空题、简答题、论述题五类,习题后附有答案。

　　本书内容简洁实用,既可以作为教师的参考用书,又可以作为学生的辅导资料。尤其是测试习题部分,题型丰富,覆盖知识点较广,绝大部分是编者的原创,凝聚了编写人员的大量心血,对学生加深章节内容的理解大有裨益。

　　由于我们学识水平和编写经验有限,疏漏不足之处恐难避免,诚望使用本教材的师生和读者及时批评指正,以利再版时进一步完善。

温茂兴

2019 年 8 月

目 录

上篇 实训指导

下篇 学习指导

上篇 实训指导

实训一 舌 诊

一、实训目的

1. 掌握正常舌象与常见病理舌象。
2. 熟悉常见病理舌象所主病证；熟悉观察舌象的方法。
3. 了解舌的组织结构。

二、用物准备

1. 舌诊多媒体教学课件。
2. 舌诊模型或标准化病人。

三、操作程序

1. 利用舌诊多媒体教学课件、舌诊模型或标准化病人讲解望舌的方法。
（1）望舌体位：病人姿势应取坐位或仰卧位，检查者体位略高于病人，以便俯视口舌部位。
（2）伸舌姿势：病人面向自然光线，头略上仰，自然伸舌，舌体放松，舌尖略向下，舌面向两侧展平，充分暴露舌体。
（3）望舌顺序：先望舌质，再望舌苔。先望舌尖，再望舌中、舌根，最后望舌侧。
2. 利用舌诊多媒体教学课件、舌诊模型或标准化病人讲解如何望舌质（舌色、舌形、舌态）和舌苔（苔质、苔色）。
3. 学生分组观察舌诊模型、标准化病人，或互相观察对方舌象。

四、教学方法

1. 教师利用舌诊多媒体教学课件、舌诊模型或标准化病人进行讲解。
2. 学生分组观察练习。
3. 教师深入小组中现场指导。

五、实训报告

1. 简述望舌的方法。
2. 异常舌质和舌苔有哪些？各主什么病证？

（郭宝云）

实训二 脉 诊

一、实训目的

1. 掌握切脉的正确部位和指法。
2. 熟悉正常脉象的指感特征。
3. 了解常见病脉的指感特征及临床意义。

二、用物准备

1. 脉诊多媒体教学课件一套。
2. 桌、椅、脉枕（根据学生人数而定，每两人使用一个脉枕）。
3. 选择临床典型病例数人，或仿真脉诊仪。

三、操作程序

1. 利用多媒体讲解脉诊内容：切脉体位、定位与布指、举按寻法、单按与总按。
2. 由学生相互练习正确的切脉方法。

（1）体位：被切脉者取坐位，身体靠近诊桌边，手臂自然伸出，使手与心脏接近于同一水平，在腕关节背部垫脉枕，手掌向上，使寸口部充分暴露伸展。

（2）姿势：切脉者和被测的同学侧向坐，用左手切按其右手脉，右手切按病人左手脉。

（3）指法练习：①练习定位与布指。②练习单按与总按，比较三部脉的差异。③练习举按寻，体会不同指法下脉象特征。

3. 实训病例 每组选择典型病例 1~2 名进行诊察，并进行综合分析，并判断其临床意义。

四、教学方法

1. 组织全体学生观看脉诊多媒体课件，熟悉脉诊内容。
2. 学生分组，5~8 人为一组，在教师指导下训练正确的切脉指法，同学间相互练习，互相纠正。
3. 每组选择典型病人 1~2 名作为观察对象，进行实训。

五、实训报告

1. 简述平脉的特征。
2. 简述常见病脉的脉象特征及临床意义。

（谢宜南）

实训三　中药煎煮法

一、实训目的

1. 掌握中药汤剂的正确煎煮方法。
2. 熟悉中药汤剂煎煮的操作流程。
3. 了解常用中药汤剂的特殊煎煮法及注意事项。

二、用物准备

砂锅,燃气灶具一套(含燃气罐)或电磁炉、电火炉,玻璃棒,计时器,不锈钢碗,过滤纱布,中药饮片适量(花叶类药、矿物类或介类药、根茎类药各一种)。

三、操作程序

1. 准备并清洗用具。
2. 选择药物并依据药物种类确定正确的煎煮方法(先煎、后下、包煎等)。
3. 根据药物量,确定用水量(水面超过药物2cm为准),先浸泡20~30分钟。
4. 打火煎煮,按照"先武后文"的原则进行,注意火候大小的掌控。
5. 掌握煎煮时间,第一次煎煮完成后滤出药汁,依次(3)(4)步骤完成2~3次煎煮。
6. 混合以上煎煮药液,查看药液量,最终药液量以500~700ml为佳。
7. 关闭火源或电源,倾倒药渣,清洗并清理用具。
8. 贮药容器上要写上病人姓名、服药时间、服药量、服药方法、注意事项等。

四、教学方法

1. 利用多媒体讲解中药煎煮的规范操作要求和注意事项。一般芳香类解表药煎煮时间宜短,补益类药可稍长。
2. 学生分组,6~8人为一组,在教师指导下进行煎药操作,同学间相互交流和纠正。
3. 每组选择1名同学作为观察员,对操作过程进行观察。
4. 教师最后对同学实训过程进行点评并总结。
5. 注意事项
(1)注意用火、用电安全。
(2)防止烧、烫伤。
(3)煎前、煎后要核对病人及药物信息。

五、实训报告

根据实训内容完成中药煎煮操作流程图,并注明注意事项。

(秦建设)

实训四 腧穴定位

一、实训目的

1. 掌握腧穴的常用定位方法。
2. 能结合教材和针灸模型对常用腧穴进行定位。

二、用物准备

模特、记号笔、75% 乙醇、医用棉球。

三、操作程序

1. 分组　每 3~4 人为一组，其中一人为模特。
2. 令模特摆出相应体位，其余成员根据腧穴常用定位方法进行腧穴定位，并用记号笔标记。

四、教学方法

1. 可以真人角色扮演，也可以利用针灸人进行练习。
2. 激励学生积极参与，根据学生操作表现现场评分，作为平时成绩。
3. 合理分组，巡视矫正每组练习情况。

五、实训报告

1. 叙述合谷穴的定位方法，并简要叙述其主治。
2. 列举胸腹部及头部常用的骨度分寸。

（熊　俊）

实训五 毫针刺法

一、实训目的

1. 掌握毫针刺法的基本手法与技术。
2. 熟悉针刺补泻方法。

二、用物准备

治疗盘、一次性毫针、皮肤消毒液、无菌干棉球、镊子、弯盘。

三、操作程序

1. 教师示教持针法、单手进针法、双手进针法、舒张进针法、提捏进针法、进针的角度及针刺深度、行针法、留针与出针法、补泻方法。

（1）持针法：通常用右手持针，最常用的是三指持针法，主要以刺手的拇、示、中指夹持针柄。

（2）单手进针法：多用于较短的毫针。用右手拇指、示指持针，中指端紧靠穴位，指腹抵住针体中部，当拇指、示指向下用力时中指也随之屈曲，将针刺入，直至所需的深度。或者以左手拇指指甲或示指端切按在腧穴旁，右手持针紧靠左手指甲面或示指端将针刺入腧穴。

（3）双手进针法：用左手拇、示两指持捏消毒干棉球，夹住针身下端，将针尖固定在所刺腧穴的皮肤表面位置，右手捻动针柄，将针刺入腧穴。

（4）舒张进针法：用左手拇、示两指将针刺部位的皮肤向两边撑开，使皮肤绷紧，右手持针，使针从左手拇、示两指的中间刺入。

（5）提捏进针法：用左手拇、示两指将针刺部位的皮肤提起，右手持针，从捏起皮肤的上端将针刺入。

（6）进针的角度和针刺深度：直刺是将针身与皮肤表面呈 90° 垂直刺入，斜刺是将针身与皮肤表面呈 45° 左右刺入，横刺是将针身与皮肤表面呈 15° 左右横向刺入。针刺的深度是指针身刺入人体内的深浅程度。治疗时具体针刺的深度应结合病人的年龄、病情、体质、部位等多方面综合决定。

（7）行针方法：将毫针刺入腧穴后，使病人产生针感，或调整针感的强弱，或使针感向某一方向扩散、传导，而施行上下、进退的操作（提插法）或以刺手拇指、示指、中指持住针柄，进行向前向后捻转动作的操作（捻转法）。

（8）留针与出针法：留针是将针刺入腧穴后，使针留置腧穴内一定时间。一般病证只要针下得气而施以适当的补泻手法后，即可出针或留针 10~30 分钟。而对于一些急性腹痛，顽固性、寒性疼痛或痉挛性疾病，可延长留针时间至 60 分钟，必要时可长达数小时。出针是以押手拇、示两指持消毒干棉球轻轻按压在针刺部位，刺手持针做轻微的小幅度捻转，并随势将针缓慢提至皮下，静留片刻迅速拔出。最后检查针数，以防漏针。

（9）补泻手法：补法操作手法是进针慢且浅，用力轻，提插、捻转幅度小，频率慢，留针后不捻转，出针后多按压针孔。泻法操作手法是进针快且深，用力重，提插、捻转幅度大，频率快，且反复捻转，出针后不按压针孔。

2. 学生每 2~4 人为一组，分组练习针刺基本方法。

3. 教师点评。

四、教学方法

1. 老师示教。

2. 在不违反针刺禁忌、保证学生安全的前提下，以 2~4 为一组，安排学生分组练习。

3. 教师巡视和点评，及时矫正，为学生计分。

五、实训作业

1. 单手进针法、双手进针法如何操作？

2. 针刺注意事项有哪些？晕针后如何处置？

（熊　俊）

实训六　灸　法

一、实训目的

1. 掌握灸法的操作方法。
2. 熟练艾炷的制作方法。

二、用物准备

治疗盘、艾绒、艾炷或艾条、打火机、凡士林、棉签、镊子、弯盘、浴巾、生姜片、蒜片、食盐等。

三、操作程序

1. 教师示教艾炷的简单制作方法和艾炷灸（直接或间接灸）、艾条灸、温针灸。

（1）艾炷灸：用艾绒先做成圆锥形的艾炷。直接灸是把艾炷直接置放在皮肤上施灸，可根据施灸程度的不同，灸后局部起疱化脓，愈后留有瘢痕（瘢痕灸），或灸后局部不起疱化脓，愈后不留有瘢痕（无瘢痕灸）。间接灸是在艾炷与皮肤之间隔上某种药物而施灸，如隔姜灸、隔蒜灸、隔盐灸。

（2）艾条灸：将艾绒用纸卷成长条形制成艾条，把艾条一头点燃，置于距皮肤 2~3cm 处进行熏灸，一般灸 3~5 分钟。

（3）温针灸：将针刺入腧穴得气后，把纯净细软的艾绒捏在针尾上，或用一段 2 cm 左右的艾条插在针尾上，点燃施灸，燃烧完后除去灰烬，将针取出。

2. 学生每 2~4 人一组，分组练习灸法的基本方法。
3. 教师点评。

四、教学方法

1. 老师示教，讲解灸疗过程中的注意事项。
2. 以 2~4 为一组，安排学生分组练习。
3. 教师巡视和点评，及时矫正，为学生计分。

五、实训作业

灸法有什么作用？适应证是什么？

（熊　俊）

实训七　基本推拿手法

一、实训目的

1. 掌握基本推拿手法的操作方法。
2. 熟悉推拿疗法的适应证。
3. 了解推拿操作注意事项。

二、用物准备

治疗盘、按摩膏（或其他适宜介质）、按摩巾、按摩练习用模型，必要时准备毛毯、屏风等。

三、操作程序

本次实训着力训练 10 种基本推拿手法，即推法、拿法、按法、摩法、揉法、摇法、滚法、搓法、捏法、抖法。

1. 教师示教上述基本推拿手法。
2. 学生每 2 人一组，分组练习基本推拿手法。
3. 教师巡视、指导学生操作，针对学生操作过程中出现的问题给予纠正。

四、教学方法

1. 以学生为施术对象，教师首先对相应手法进行讲授和示教。
2. 学生分组练习。
3. 教师巡视和点评，对学生操作情况现场评价，出现问题及时纠正。
4. 同学们再强化练习。

五、实训报告

常用的推拿手法有哪些？各适用于什么病证？

实训八　拔　罐　法

一、实训目的

1. 掌握拔罐法的操作方法。
2. 熟悉拔罐法的注意事项。

二、用物准备

治疗盘、弯盘、玻璃罐、抽气罐、规格适宜毫针、乙醇棉球、打火机、纱布或卫生纸，必要时准备毛毯、屏风等。

三、操作程序

1. 教师示教罐的吸附方法、拔罐方法和起罐方法，重点为火罐法。

（1）教师操作罐的吸附方法。

闪火法：用止血钳夹住 95% 乙醇棉球，点燃后伸入罐内，在罐内绕 1~2 周后立即将火退出，同时迅速将罐扣在治疗部位皮肤上。

投火法：将 95% 乙醇棉球或纸片点燃后投入罐内，迅速将罐扣在治疗部位皮肤上。

贴棉法：将 95% 乙醇棉球（大小适宜，乙醇溶液不宜过多）贴在罐内壁，点燃后迅速扣在治疗部位皮肤上。

（2）教师操作拔罐方法。

留罐：拔罐后将罐留置 10~15 分钟。

走罐：在罐口或皮肤上涂上适量润滑剂，拔罐后，以手推拉罐体，使之在皮肤上循经往复移动，以皮肤潮红为度。

闪罐：将罐拔上后立即取下，反复操作，以皮肤潮红为度。

留针拔罐：在针刺治疗留针时，以针刺处为中心拔罐。

刺血拔罐：为加强刺血法的疗效，刺血后在其相应部位上拔罐。

（3）起罐方法：一手拿住罐具，另一手将罐口边缘皮肤按压下，使空气进入罐内，即可取下。

2. 学生每 2 人一组，分组练习拔罐操作方法。

3. 教师点评：评价拔罐操作方法是否正确，各种罐的吸附方法、拔罐方法是否熟练掌握。

四、教学方法

1. 老师讲授和演示。

2. 学生分组练习。

3. 教师巡视和点评，组织小组讨论，对学生理解和掌握情况现场评价。

4. 学生再练习，进行必要的强化巩固。

五、实训报告

拔罐法的适应证有哪些？需注意哪些事项？

（蒋黎云）

实训九 刮 痧 法

一、实训目的

1. 掌握刮痧的操作方法。

2. 熟悉身体各部位刮痧的顺序和方法。

二、用物准备

刮痧油、刮痧板、乙醇溶液、棉球、治疗盘,必要时准备毛毯、屏风等。

三、操作程序

1. 教师示教刮痧法的操作方法:选取头部、背部、四肢等部位,对刮痧部位进行适当的清洁,用刮痧板蘸取刮痧油,单方向反复刮动,轻重适度,直至该部位皮肤潮红或出现紫红色斑点、斑块,次序由上至下、由内至外。

2. 学生每 2~3 人一组,分组练习。

3. 教师点评:评价刮痧操作方法是否正确,头部、背部、四肢等部位刮痧方法是否掌握。

四、教学方法

1. 老师讲授和演示。

2. 学生分组训练。

3. 教师巡视和点评,对学生理解和掌握情况针对性地进行现场评价。

4. 学生再强化练习。

五、实训报告

刮痧法适用于哪些病证? 需注意哪些事项?

(蒋黎云)

下篇 学习指导

绪 论

【重点提示】

一、中医四大经典著作

《黄帝内经》《神农本草经》《伤寒杂病论》《难经》。

二、金元四大家及温病四大家

金元四大家：以刘完素为代表的"寒凉派"，以张子和为代表的"攻下派"，以李东垣为代表的"补脾派"，以朱丹溪为代表的"滋阴派"。

温病四大家：叶天士创立卫气营血辨证，薛生白阐述了湿热病的病因、证候、特点及诊治法则，吴鞠通首创三焦辨证论治，王孟英将温病分为新感与伏气两大类。

三、整体观念

中医学认为，人体是一个有机整体，构成人体的各个组成部分之间，在生理上是相互协调的，在病理上是相互影响的；同时，人体与环境之间也是一个密切相关的整体。

四、辨证施护

辨证就是将望、闻、问、切所收集的症状与体征，通过分析、综合，辨清其疾病的病因、性质、部位和邪正之间的关系，从而概括判断为某种证候。施护就是根据辨证的结果确定相应的护理原则和方法。

【疑难解析】

一、"病""证""症"的区别

"病"是指有特定病因、发病形式、病机、发病规律及转归的一个完整的过程。"症"又称"症状"，是疾病所反映出来的孤立的病情。"证"是指证候，是疾病的某一个类型或疾病发展过程中某一阶段的病理概括。证比症状更全面、更深刻、更正确地揭示了疾病的本质，也比"病"更具体、更贴切，能将症状与疾病联系起来，揭示症状与疾病之间的内在联系。

二、"同病异护"和"异病同护"

同一种疾病可能分为几种证型,则治疗护理方法不同。不同的疾病可以出现相同的证候,则可采用相同的治疗护理方法。这反映了辨证施护的精神实质。

【方法指津】

一、根据历史朝代顺序,了解历代最主要的医学事件。

如主要的代表人物、著名的医学典籍、主要的技术和理论创新、最具代表性的医学流派。

二、整体观念是中医护理学的一大特色。

要从人体自身的整体性和内外环境的统一性两个方面进行理解。自身的整体性要从全身各个部位的生理联系和病理影响两方面来理解;内外环境的统一性要从人与自然环境的相适应、社会环境对人体生理病理的影响两方面来理解。

【测试习题】

一、选择题

1. 我国现存最早的医学专著是
   A.《五十二病方》　　　B.《神农本草经》　　　C.《黄帝内经》
   D.《中藏经》　　　E.《伤寒论》
2. 中医四大经典著作是
   A.《黄帝内经》《神农本草经》《伤寒杂病论》《难经》
   B.《黄帝内经》《伤寒论》《类经》《难经》
   C.《素问》《灵枢》《神农本草经》《伤寒论》
   D.《黄帝内经》《类经》《难经》《脉经》
   E.《素问》《灵枢》《神农本草经》《中藏经》
3. 我国第一部临床医学专著是
   A.《黄帝内经》　　　B.《难经》　　　C.《脉经》
   D.《伤寒杂病论》　　　E.《素问》
4. 中医护理学的主要特点是
   A. 急则治标、缓则治本　　B. 辨病与辨证相结合　　C. 整体观念和辨证施护
   D. 异病同治和同病异治　　E. 以上都不是
5. 以下哪一位不属于金元四大家
   A. 刘完素　　　B. 朱丹溪　　　C. 叶天士
   D. 李东垣　　　E. 张子和
6. 创立三焦辨证的医家是
   A. 叶天士　　　B. 吴鞠通　　　C. 吴又可

D. 王孟英　　　　　　E. 薛生白

7. 病儿,男,4岁,长期腹泻,粪便夹杂未消化食物,腹胀,食欲差。医生在治疗时除为其用药外,隔天为其灸一次百会穴和足三里穴,1个月后诸病悉除。腹胀、腹泻灸头顶的百会穴和下肢的足三里穴,体现了中医护理的

A. 阴阳学说　　　　　B. 同病异护　　　　　C. 整体观念
D. 异病同护　　　　　E. 对症治疗

8. 病人,女,40岁,上周与婆婆发生激烈争吵后出现失眠、纳差、腹胀,前天起小便明显减少,点滴而出,昨晚开始未再排小便,小腹胀痛逐渐加重。今在医院诊为"癃闭证",急施以导尿术,再中药调理。现代导尿术最早起源于古时的葱管导尿术,首创葱管导尿术的医家是

A. 张仲景　　　　　　B. 李时珍　　　　　　C. 华佗
D. 孙思邈　　　　　　E. 叶天士

9. 病人,男,36岁,常年反复发作口腔溃疡,舌红,苔薄黄,口渴喜冷饮,脉数。医生为其开了味甘、辛,性大寒的石膏,以及味甘、性寒的淡竹叶,长期代茶饮。这些关于中药药性的描述,最早记述于

A.《黄帝内经》　　　　B.《难经》　　　　　C.《神农本草经》
D.《伤寒杂病论》　　　E.《素问》

10. 病儿,男,3岁。10天前出现高热寒战,在医院确诊为麻疹,用清热解表法施治。前天恶寒发热症状消失,出现明显阴虚症状,采用养阴补液治法。病儿患麻疹采用这两种治法,体现了

A. 对症治疗　　　　　B. 同病异护　　　　　C. 整体观念
D. 异病同护　　　　　E. 五行相生

11. 病人,女,38岁,经常口腔溃疡,舌尖红赤、肿痛,口臭,便秘,情绪烦躁,睡眠差,脉弦数。用清泻心火的治法,体现了

A. 阴阳互根　　　　　B. 同病异护　　　　　C. 整体观念
D. 异病同护　　　　　E. 五行相生

12. 病人,女,49岁,3年前出现胃下垂,用补中益气丸治愈,今年开始出现子宫脱垂症状,伴神疲乏力,气短懒言,动则气喘,服补中益气丸1个月后治愈。这种治法体现了

A. 整体观念　　　　　B. 同病异护　　　　　C. 对症治疗
D. 异病同护　　　　　E. 阴阳转化

13. 病人,男,33岁,4天前患急性结膜炎,目赤肿痛,羞光畏明,目眵增多,用红霉素眼膏涂眼后未见缓解,今来医院求诊,以龙胆泻肝丸清肝泻火明目,2天后症状明显缓解,3天后告愈。这种治法体现了

A. 阴阳互根　　　　　B. 整体观念　　　　　C. 同病异护
D. 异病同护　　　　　E. 五行相生

14. 王某,女,49岁,近2个月来午后潮热,颧红,盗汗,常莫名烦躁不安,失眠多梦。医生嘱其服用六味地黄丸,1个月后复诊。六味地黄丸最早记述于

A.《黄帝内经》　　　　B.《小儿药证直诀》　　C.《神农本草经》
D.《伤寒杂病论》　　　E.《素问》

15. 病人,女,18岁,感受风寒,症见恶寒发热,流清涕,舌淡苔白,脉浮紧,用散寒解表的麻黄汤治疗两剂后,又出现咽干肿痛,大便干结,声音嘶哑,再加清热泻火药。以上两种治疗方法体现了

    A. 整体观念   B. 同病异护   C. 对症治疗

    D. 异病同护   E. 阴阳互用

16. 病人,男,38岁。腹胀纳呆,舌苔厚腻,脉沉迟。医生在诊病的过程中认真察看了病人的舌苔,结合症状,判断病人脾虚湿滞。中医通过望舌以诊察疾病的方法,其理论基础是

    A. 阴阳相生   B. 同病异护   C. 对症治疗

    D. 整体观念   E. 阴阳互用

17. 病人,男,66岁,1个月前因脑梗死住院治疗,今出院见行走缓慢,右侧肢体明显无力,语速慢,吐词不清晰。医生除嘱其坚持服药外,还要求其每天上午坚持练习陈氏五禽戏。最早编创五禽戏的医家是

    A. 张仲景   B. 李时珍   C. 华佗

    D. 董奉   E. 叶天士

18. 病人,女,47岁,半个月前与同事发生激烈争吵,此后情绪烦躁易怒,头晕目眩,时有胀痛,睡眠欠佳。今天医生为其诊脉,发现其脉为典型弦脉。系统记述脉诊的第一部专著是

    A.《伤寒论》   B.《难经》   C.《伤寒杂病论》

    D.《脉经》   E.《内经》

19. 病人,男,52岁,3年前开始出现腹胀,纳差,便溏,神疲,消瘦,医生告知其脾胃功能较差,要注意顾护脾胃,保养正气。提出"内伤脾胃,百病由生",主张治疗用药以补脾胃为主的医家是

    A. 刘完素   B. 朱丹溪   C. 叶天士

    D. 李东垣   E. 张子和

20. 病人,男,58岁,5年前确诊为糖尿病,除定期到内分泌科复诊、开药之外,还到保健科咨询饮食建议。保健科医生是营养医师,持有高级营养师证书。我国周代已有营养医师,当时称为

    A. 疡医   B. 疾医   C. 食医

    D. 兽医   E. 病医

21. 病人,女,8岁,3天前患腮腺炎,腮部红肿胀痛,高热,神疲,不思饮食,为感染腮腺炎病毒所致。腮腺炎病毒古时称为戾气,属外感病因。最早提出传染病的病因为戾气,且从口鼻而入的医家是

    A. 薛生白   B. 王孟英   C. 叶天士

    D. 吴鞠通   E. 吴有性

(22~24题共用题干)

病人,男,43岁,因恶寒发热、咳嗽来诊。诉前晚因贪凉寝于工地楼顶,昨天始感咽干咽痛,咳嗽,今起渐感烦热,出汗,微恶寒,咳嗽加剧,咳少量黄痰。舌红,苔薄黄,脉浮数。精神、饮食欠佳。体温38.8℃,心率96次/min。

22. 施护该病人,应最关注病人的

    A. 何系统患病   B. 何证型   C. 何症状

    D. 何脏器患病   E. 患何病

23. 中医诊断该病人为风热感冒,认为

    A. 治法同于风寒感冒   B. 治法同于气虚感冒   C. 治法同于阳虚感冒

    D. 宜清热解表   E. 感冒治法皆相同

24. 服药 4 天后,病人其他症状改善,咳嗽迁延 10 多天,到针灸科治疗,针刺手掌部鱼际穴和腕上列缺穴后咳止。关于针刺手掌部穴位治疗咳嗽,以下哪种说法最准确

    A. 体现了中医学的辨证论治   B. 体现了中医学的整体观念

    C. 体现了中医学的辨病论治   D. 治咳嗽最宜用针灸法

    E. 治咳嗽必须服药与针灸合用

（25~27 题共用题干）

病人,女,7 岁。前天在外玩耍遇风寒后开始发热、咳嗽,除应用口服药外,还采取针刺鱼际穴、列缺穴的方法止咳。

25. 关于记载针灸法专著的描述,正确的是

    A. 我国第一部针灸学专著是《肘后备急方》

    B. 我国第一部针灸学专著是《千金方》

    C. 我国第一部针灸学专著是《针灸甲乙经》

    D. 我国第一部针灸学专著是《难经》

    E. 我国第一部针灸学专著是《伤寒杂病论》

26. 关于针刺手掌部穴位治疗咳嗽,描述正确的是

    A. 体现了异病同护   B. 体现了整体观念

    C. 体现了同病异护   D. 针灸法不能治疗咳嗽

    E. 针灸治咳嗽仅适用于小孩

27. 病人感冒治愈后,出现纳差,腹泻,医生用灸百会穴的方法治疗其腹泻,疗效显著。关于灸百会穴治疗腹泻,以下描述正确的是

    A. 体现了异病同护   B. 体现了整体观念   C. 体现了同病异护

    D. 下病必须上治   E. 百会穴必须深刺

（28~30 题共用题干）

病人,男,30 岁,3 天前偶感风寒,恶寒发热,恶寒重发热轻,头痛欲呕,恶风汗出,苔薄白,脉浮缓。医生为其开桂枝汤 5 付,嘱服药后可喝热粥,覆被取汗。

28. 桂枝汤的出处是

    A.《黄帝内经》   B.《素问》   C.《神农本草经》

    D.《金匮要略》   E.《伤寒论》

29. 关于服药后喝热粥并覆被取汗,以下表述正确的是

    A. 喝热粥的同时,还应吃辛辣食物以助取汗

    B. 覆被至大汗出,以助方药解表散寒之功

    C. 覆被以取微汗,不可大汗淋漓

    D. 汗出后即刻喝冰水以降温

    E. 喝热粥的同时最好同服黄酒以助汗

30. 假设病人恶寒明显,没有恶风汗出、头身困重疼痛的症状,脉浮紧,医生为其施以麻黄汤。风寒感冒采用两种方药,体现了

    A. 异病同护   B. 整体观念

    C. 同病异护   D. 麻黄汤治疗风寒感冒效果更好

    E. 桂枝汤治疗风寒感冒效果更好

二、名词解释

1. 整体观念
2. 辨证施护
3. 证
4. 同病异护
5. 异病同护

三、填空题

1. 中医护理学的基本特点是_____和_____。
2. 我国第一部临床医学专著是《_____》,作者是_____。
3. 我国现存最早的药物学专著是《_____》,我国第一部药典是《_____》。
4. 华佗因为发明_____而开创了全身麻醉状态下施行外科手术的先河。
5. "杏林春暖"典故赞扬的是名医_____的高尚医德。
6. 晋代_____著的《_____》是我国第一部脉学专著。
7. _____著的《_____》是我国第一部针灸学专著。
8. 我国最早的制药学专著是《_____》。
9. 吴又可提出"_____"通过口鼻传染的病因新见解。
10. "补土派"的代表是_____,"寒凉派"的代表是_____。

四、简答题

1. 简述金元四大家的学术思想。
2. 简述病、证、症的区别。

五、论述题

试论人体是一个有机整体。

（温茂兴）

第一章　阴阳五行学说

【重点提示】

一、几个重要概念

1. 阴阳　阴阳是宇宙中相互关联的事物或现象对立双方属性的概括,含有对立统一的概念。
2. 五行　木、火、土、金、水五种物质及其运动变化。
3. 相生　是指一事物对另一事物具有促进、助长和资生的作用。
4. 相克　是指一事物对另一事物具有抑制、制约、克服的作用。
5. 五行制化　五行中任何一行都有"生我"和"我生","克我"和"我克"四个方面的关系。五行之间的生中有克、克中有生、相互生化、相互制约的关系,称为五行制化。
6. 相乘　即相克太过,超过了正常的制约程度,使事物之间失去了正常的协调关系。
7. 相侮　是指五行之间的克制次序遭到破坏,出现逆向克制的异常现象,又称"反克"。

二、阴阳学说的内容

阴阳对立制约,阴阳互根互用,阴阳消长平衡,阴阳相互转化。

三、事物属性五行归类方法

取象比类法,推演络绎法。

四、五行相生相克顺序

五行相生的次序是:木生火,火生土,土生金,金生水,水生木。五行相克的次序是:木克土,土克水,水克火,火克金,金克木。

【疑难解析】

五行的生克乘侮规律:相生、相克说明事物之间相互资生和相互制约的正常规律。相乘相侮是五行之间正常的生克制化现象遭到破坏以后出现的异常克制现象。相乘相侮的联系是发生相乘时也可以发生相侮,发生相侮时也可以发生相乘,区别是相乘是按五行之间相克的次序出现的,相侮则是逆着五行相克的次序出现的。相乘与相侮两者皆可由五行中任何一行的"太过"或"不及"而引起。

【方法指津】

一、事物的阴阳归属

阴阳学说认为,世界上的万事万物都可以分为阴阳两大类。在对事物进行阴阳分类的时候,要从阴阳最早的概念即日光的向背进行联想和延伸,即将明亮的、温热的、外在的、运动的、兴奋的、上升的、机能亢进的、强大的、功能的统属于阳的范畴;反之,晦暗的、寒冷的、内在的、静止的、抑制的、下降的、机能衰退的、弱小的、物质的统属于阴的范畴。

二、事物的五行归属

五行学说认为,宇宙间的一切事物都是由木、火、土、金、水五种物质所构成,这五种物质不是孤立存在的,而是紧密联系的,既相互资生,又相互制约,从而促进自然界事物的发生和发展,维持着它们的协调和平衡。在对事物的属性进行五行归类时,也要善于联想和延伸,即以自然界木、火、土、金、水五种物质的特点为基本依据,凡从属某一行基本特性的,就将其归入这一行。

【测试习题】

一、选择题

1. "重阴必阳""重阳必阴"属于
   A. 阴阳的互根　　　　　B. 阴阳的对立　　　　　C. 阴阳的转化
   D. 阴阳的消长　　　　　E. 阴阳的相互制约

2. 《内经》:"阴在内,阳之守也,阳在外,阴之使也",是说明阴阳之间的
   A. 相互转化　　　　　　B. 相生相克　　　　　　C. 相互对立
   D. 互根互用　　　　　　E. 消长平衡

3. 根据五行的生克乘侮规律,若土气不足,则
   A. 木乘土,金侮土　　　B. 木乘土,水侮土　　　C. 木侮土,水乘土
   D. 土乘木,水侮土　　　E. 土乘水,木侮木

4. 肝火犯肺,属于
   A. 火侮金　　　　　　　B. 木侮金　　　　　　　C. 火克金
   D. 火乘金　　　　　　　E. 金乘木

5. "见肝之病,知肝传脾"是指
   A. 木乘土　　　　　　　B. 木克土　　　　　　　C. 土侮木
   D. 子病及母　　　　　　E. 母病及子

6. 根据五行的生克乘侮规律制定的以下治法错误的是
   A. 培土生金　　　　　　B. 培土制水　　　　　　C. 泻心火以降肝火
   D. 补金以生水　　　　　E. 火制土

7. 病人,男,70岁,面色㿠白,气短懒言,神疲乏力,语声低微。其症状性质属于
   A. 阴证　　　　　　　　B. 阳证　　　　　　　　C. 寒证

D. 热证　　　　　　　　　　E. 实证

8. 病儿,女,6岁,大叶性肺炎,面目红赤,气息喘促,体温41℃,午后突然抽搐,面色苍白,四肢厥冷,脉微。其证型变化属于

　　A. 阴阳的互根　　　　　B. 阴阳的对立　　　　　C. 阴阳的转化
　　D. 阴阳的消长　　　　　E. 阴阳的相互制约

9. 病人,男,50岁,肝癌3年,情绪抑郁烦躁,近2个月来纳食不佳,脘腹胀闷,便秘,后转为泻泄。其疾病传变属于

　　A. 木乘土　　　　　　　B. 木克土　　　　　　　C. 土侮木
　　D. 子病及母　　　　　　E. 母病及子

10. 病人,男,50岁,肝癌3年,情绪抑郁烦躁,近1周出现咳嗽,逐渐加剧,伴有咯血。其疾病传变属于

　　A. 木乘土　　　　　　　B. 木克土　　　　　　　C. 木侮金
　　D. 子病及母　　　　　　E. 母病及子

11. 赵某,女,40岁,长期潮热盗汗,腰膝酸软,月经不调,证属肾阴虚,近来出现头晕耳鸣、两目干涩、肢体麻木、失眠多梦的肝阴虚症状。此病理传变是

　　A. 木乘土　　　　　　　B. 木克土　　　　　　　C. 土侮木
　　D. 子病及母　　　　　　E. 母病及子

12. 郑某,男,28岁,肺火高热,胸痛,咳铁锈色痰。治疗中用石膏、知母大剂量清热剂,用阴阳学说解释正确的是

　　A. 互根互用　　　　　　B. 阴阳离决　　　　　　C. 阴阳交感
　　D. 对立制约　　　　　　E. 相互转化

13. 病人,女,40岁,长期潮热盗汗,两颧发红,腰膝酸软,月经不调,属肾阴虚之阴虚阳亢。用滋补肾阴之法,阴阳学说解释正确的是

　　A. 互根互用　　　　　　B. 消长平衡　　　　　　C. 阴阳交感
　　D. 对立制约　　　　　　E. 相互转化

14. 病人,女,36岁,面色㿠白,口唇色淡,失眠多梦,证属血虚。治疗方中既有补血药,也加了补气药。血属阴,气属阳。此法用阴阳学说解释正确的是

　　A. 阴阳对立　　　　　　B. 互根互用　　　　　　C. 阴阳交感
　　D. 阴阳制约　　　　　　E. 相互转化

15. 病人,男,63岁,咳嗽气喘多年,神疲乏力,属肺气虚。治疗中除用止咳平喘药之外,配伍益气健脾药,属培土生金法,可以用五行学说解释这种治法的是

　　A. 相生　　　　　　　　B. 相克　　　　　　　　C. 相乘
　　D. 相侮　　　　　　　　E. 母子相克

16. 病人,男,45岁,公司高管,长期加班,渐出现潮热盗汗,腰膝酸软,失眠多梦,心悸,时有梦遗。舌红苔黄,脉细数。用泻南补北法,可以用五行学说解释这种治法的是

　　A. 相生　　　　　　　　B. 相克　　　　　　　　C. 相乘
　　D. 相侮　　　　　　　　E. 母子相克

17. 病人,女,47岁,患肺结核,症见干咳,潮热盗汗,颧红,消瘦,属肺肾阴虚。用滋补肺肾的治法,可以用五行学说解释这种治法的是

　　A. 相生　　　　　　　　B. 相克　　　　　　　　C. 相乘

D. 相侮   E. 母子相乘

18. 病人,男,46岁,患肺结核1年,近来渐感神疲乏力、纳呆、便溏,属于

    A. 相乘   B. 相克   C. 相侮

    D. 母病及子   E. 子病及母

19. 病人,女,47岁,公司高管,平素工作繁忙,出现心悸、失眠、健忘等心血虚症状,近来出现纳呆、腹胀、肢体倦怠,舌淡苔薄白,脉细数,属于

    A. 相乘   B. 相克   C. 相侮

    D. 母病及子   E. 子病及母

20. 病人,男,46岁,患"肺痨"半年余,近日出现神疲乏力、食少纳呆、大便溏泄的症状,属于

    A. 相乘   B. 相克   C. 相侮

    D. 母病及子   E. 子病及母

21. 王某,男,53岁,3个月前面目及腿踝部出现水肿,现渐渐加重,畏寒肢冷,面色㿠白,神疲乏力,纳呆,时感腹胀。舌淡苔白,脉沉迟。属脾肾阳虚,水湿泛滥之水肿。施以真武汤加减治疗,以培土制水。可以用五行学说解释这种治法的是

    A. 相生   B. 相克   C. 相乘

    D. 相侮   E. 母子相克

(22~24题共用题干)

病人,女,40岁,因家庭变故,半年来郁郁寡欢,渐感胸胁胀闷,嗳气泛酸,时有呃逆,头晕头痛,失眠,纳差,脘腹胀满,神疲乏力,渐消瘦。查体血压升高。舌淡苔薄黄,脉弦数。

22. 用五行学说解释其病机,正确描述是

    A. 木克土   B. 土侮木   C. 木乘土

    D. 木侮土   E. 土生木

23. 病人未及时得治,后频发咳逆,咳少量黏痰,甚或咯血,面红,眼干红。用五行学说解释其病机,正确描述是

    A. 土生金   B. 金克木   C. 金侮木

    D. 金乘木   E. 木侮金

24. 治疗1个月后,病人其他症状改善,唯余头晕目眩,耳鸣,腰膝酸软,午后烦热颧红,盗汗。舌红少苔,脉弦细数。属肝肾阴虚。宜用的治法是

    A. 益火补土法   B. 培土生金法   C. 金水相生法

    D. 滋水涵木法   E. 培土制水法

(25~28题共用题干)

病人,男,52岁,因在经商过程中被骗走巨款,3天来万分焦虑,出现头晕头痛,面红目赤,烦躁易怒,胸胁胀痛不舒。舌红苔薄黄,脉弦数。

25. 面红目赤的阴阳属性是

    A. 阴   B. 阳   C. 寒

    D. 热   E. 虚

26. 数脉相对于迟脉,其阴阳属性是

    A. 寒   B. 阴   C. 阳

　　　　D. 热　　　　　　　　　　E. 亡阳

27. 病人1周后出现纳差,脘胀闷,嗳气,返酸,用五行学说解释其机理是

　　　A. 相生　　　　　　　　B. 相克　　　　　　　　C. 相乘

　　　D. 相侮　　　　　　　　E. 母子相克

28. 病人昨日开始出现咳嗽,咯血,用五行学说解释其机理是

　　　A. 相生　　　　　　　　B. 相克　　　　　　　　C. 相乘

　　　D. 相侮　　　　　　　　E. 母子相克

(29、30题共用题干)

　　病人,女,47岁,因承担一项国家级自然科学基金课题,近半年来几乎每天在实验室加班实验至22点后,本月以来食欲不振,食后胃脘胀闷不舒,神疲乏力。近2周出现心烦心悸,失眠,多梦。舌淡苔白腻,脉沉。

29. 初起症状中的食欲不振,神疲乏力,其阴阳属性是

　　　A. 寒　　　　　　　　　B. 阴　　　　　　　　　C. 阳

　　　D. 热　　　　　　　　　E. 亡阳

30. 此后出现心烦心悸,失眠,多梦,用五行学说解释其机理是

　　　A. 相生　　　　　　　　B. 相克　　　　　　　　C. 相乘

　　　D. 母病及子　　　　　　E. 子病及母

二、名词解释

1. 阴阳

2. 五行

3. 五行制化

4. 相乘

5. 相侮

三、填空题

1. 阴阳是宇宙中相互_____的事物或现象对立双方属性的概括。

2. 阴阳之中可以再分阴阳说明阴阳属性的_____性。

3. 阴阳每一方都以_____作为自己存在的前提和条件。

4. "孤阴不生,独阳不长"是指阴阳的_____的关系遭到破坏。

5. 阴阳转化的条件是_____。

6. 五行是指木、火、土、金、水五种物质及其_____。

7. 五行相生关系又称"_____"。

8. 五行相克关系又称"_____"。

9. 五行之间发生相乘的原因,有"_____"和"_____"两个方面。

10. 滋水涵木法是根据五行_____规律确定的治法。

四、简答题

1. 阴阳学说包括哪些内容?

2. 五行学说包括哪些内容?

3. 五行相生相克的顺序是什么？

4. 相乘和相侮有哪些区别和联系？

五、论述题

哪两种情况下可发生相乘？试举例说明。

（温茂兴）

第二章　藏　象

【重点提示】

一、几个重要概念

1. 藏象　藏于人体内的脏腑表现于外的生理病理现象。
2. 藏象学说　研究人体各个脏腑的生理功能、病理变化及其相互关系的学说。
3. 气　存在于人体之内的,不断运动着的,且有很强活力的精微物质,是构成人体和维持人体生命活动的最基本物质。
4. 气机　气的运动称为气机。气的运动可以概括为升、降、出、入四种基本运动形式。
5. 气化　是气的运动所产生的各种变化。
6. 津液　是机体内一切正常水液的总称,包括各脏腑组织内在的体液及正常的分泌物,如肠液、胃液、泪、涕等。

二、五脏六腑的生理功能

五脏总的生理功能是:化生和贮藏精气。六腑总的生理功能是:受盛和传化水谷。五脏的生理功能为:心,主血脉和藏神;肺,主气司呼吸,宣发肃降,通调水道,朝百脉主治节;脾,主运化,主升清和主统血;肝,主疏泄和主藏血;肾,主藏精,主水和主纳气。

【疑难解析】

一、中医的脏腑与西医的脏器

中医之脏腑与西医脏器同名,但涵义上相同也不同。藏象学说中的脏和腑不是单纯的一个解剖学概念,而是一个生理学和病理学的概念。中医藏象学说所谓的脏腑的生理功能,可能包含了西医的几个脏器的生理功能;同时西医的一个脏器的生理功能,亦可能分散于藏象学说中的几个脏腑的生理功能之中。

二、肝主疏泄

肝主疏泄的生理功能对人体生理功能的发挥具有很重要的作用。疏泄功能具体体现在以下方面:一调畅气机,二调畅情志,三促进脾胃的运化与胆汁分泌排泄,四调理冲任二脉,维持生殖功能的正常。

三、脾主统血与肝主藏血

脾统血,指脾气有统摄血液在脉管中运行的功能而使其不溢出脉外。肝主藏血,是指肝具有贮藏血液与调节血量的功能。

四、心肾相交与心肾不交

心火要下降于肾,与肾阳共同来温煦肾阴,才能使肾水不寒;肾水要上济于心,与心阴共同来涵养心阳,才能使心火不亢。心肾的阴阳与升降动态平衡,维持了心肾功能的协调,把这种关系称之为"水火既济"与"心肾相交"。病理上,如果心火不下降于肾反亢于上,肾水不上济于心而反凝聚于下,心肾之间生理功能就会失去协调与平衡,从而出现一系列的病理表现,即"心肾不交","水火未济",具体表现为心悸失眠,耳鸣耳聋,多梦健忘,腰膝酸软,或者男子梦遗与女子梦交等症。

五、肺主呼气与肾主纳气

肺主气司呼吸,肾主纳气,有"肺为气之主,肾为气之根"之说,肾的摄纳有助于肺呼吸的深度。如果肾气亏虚,摄纳失司,或者肺气虚日久,久病及肾,可以导致肾虚纳气失常,表现为呼吸浅表、呼多吸少、动则气喘以及汗多等症。

六、先天之本与后天之本

肾藏精,主生长、发育和生殖,为先天之本;脾主运化,为后天之本。脾的运化功能有赖于肾阳的温煦,肾中精气有赖于脾所运化的水谷精微的培育与充养。脾与肾之间存在着"先天温养后天"以及"后天滋养先天"关系。

七、肺、脾、肾与水液代谢

脾、肺、肾三脏与水液代谢关系密切。肺主宣发肃降,通过宣发,向上向外输布水谷精微与津液,通过肃降,向下向体内输布精微与津液,故有"肺主行水"和"肺为水之上源"之说。肺的宣肃失常,水道不利,可以出现小便不利、尿少、水肿等水液运行障碍的病变。脾主运化,有吸收和输布水液,而防止水液在体内停滞的作用。脾失健运,水液会潴留于体内,从而产生痰饮、出现泄泻、尿少、水肿等症,有"脾为生痰之源,肺为贮痰之器"之说。肾主水,通过气化功能调节全身水液代谢的平衡,故称"肾为水脏"。

八、脏腑之三焦和部位之三焦

三焦有两个方面概念:一是六腑之一,指脏腑之间、脏腑内部的间隙相互沟通而形成的通道,在这一通道中运行着津液与元气;二是单纯部位上的概念,膈以上称为上焦,膈至脐称为中焦,脐以下称为下焦。

九、物质之气与功能之气

物质之气指构成人体和维持人体生命活动的最基本的物质,如水谷之气和呼吸之气。功能之气指脏腑组织的功能活动,如脾气、胃气和肾气等。

【方法指津】

一、关注功能之脏腑,不被解剖之脏腑所困扰

中医的脏腑不但是一个解剖学概念,而且是一个生理学和病理学的概念。学习中医的脏腑,要重点关注脏腑的生理功能与病理表现,不能被中医脏腑的解剖学描述而纠结。

二、掌握脏腑的病理表现

掌握脏腑的生理功能很重要,而掌握脏腑的病理表现亦重要,熟悉这些病理上的表现,可以为后续学习中医四诊与脏腑辨证打下基础。在教学和学习中与临床实践相结合,采用病案讨论和临床见习等理论联系实际的方法,能加深对病理表现的理解与记忆。

【测试习题】

一、选择题

1. 五脏是指心、肺、_____、肝和肾
   A. 胃　　　　　　　　B. 脾　　　　　　　　C. 脑
   D. 小肠　　　　　　　E. 胆

2. 心的生理功能是
   A. 主血脉、藏神　　　B. 主疏泄、藏神　　　C. 主运化、主统血
   D. 主呼吸、藏神主　　E. 运化、藏神

3. 心开窍于
   A. 舌　　　　　　　　B. 口　　　　　　　　C. 鼻
   D. 耳　　　　　　　　E. 目

4. 心在志为
   A. 恐　　　　　　　　B. 悲　　　　　　　　C. 忧
   D. 怒　　　　　　　　E. 喜

5. 以下哪一项是肺的生理功能
   A. 主血脉、藏神　　　B. 主气、司呼吸　　　C. 主呼吸、藏神
   D. 主宣发肃降、主疏泄　E. 主运化、主统血

6. 肺开窍于
   A. 舌　　　　　　　　B. 口　　　　　　　　C. 鼻
   D. 耳　　　　　　　　E. 目

7. 以下哪一项不是气与血的关系
   A. 气能生血　　　　　B. 气能化血　　　　　C. 气能行血
   D. 气能摄血　　　　　E. 血能载气

8. 以下哪一项是脾的生理功能
   A. 主血脉、藏神　　　B. 主气、司呼吸　　　C. 主呼吸、藏神

D. 主宣发肃降、主疏泄　　E. 主运化、主统血

9. 脾开窍于

    A. 舌　　　　　　　　　B. 口　　　　　　　　　C. 鼻

    D. 耳　　　　　　　　　E. 目

10. 脾在志为

    A. 恐　　　　　　　　　B. 悲　　　　　　　　　C. 思

    D. 怒　　　　　　　　　E. 喜

11. 以下哪一项是肝的生理功能

    A. 主血脉、藏神　　　　B. 主气、司呼吸　　　　C. 主呼吸、藏神

    D. 主疏泄、主藏血　　　E. 主运化、主统血

12. 肝开窍于

    A. 舌　　　　　　　　　B. 口　　　　　　　　　C. 鼻

    D. 耳　　　　　　　　　E. 目

13. 以下哪一项不是气的生理功能

    A. 推动　　　　　　　　B. 温煦　　　　　　　　C. 防御

    D. 滋润濡养　　　　　　E. 固摄

14. 以下哪一项是肾的生理功能

    A. 主血脉、藏神　　　　B. 主气、司呼吸　　　　C. 主呼吸、藏神

    D. 主宣发肃降、主纳气　E. 主藏精、主水

15. 气的运动称为

    A. 气化　　　　　　　　B. 气逆　　　　　　　　C. 气机

    D. 气滞　　　　　　　　E. 气闭

16. 肾在志为

    A. 恐　　　　　　　　　B. 悲　　　　　　　　　C. 忧

    D. 怒　　　　　　　　　E. 喜

17. 具有"藏精气而不泻"特点的是

    A. 五脏　　　　　　　　B. 脏腑　　　　　　　　C. 六腑

    D. 奇恒之府　　　　　　E. 脑

18. 六腑的共同生理特点是

    A. 满而不能实　　　　　B. 藏而不泻　　　　　　C. 贮藏精气

    D. 化生精气　　　　　　E. 以上均非

19. 以下除哪项外,均能反映心主血脉的功能是否正常

    A. 脉象　　　　　　　　B. 面色　　　　　　　　C. 舌色

    D. 爪甲　　　　　　　　E. 胸部感觉

20. "水之上源"指的是

    A. 心　　　　　　　　　B. 肝　　　　　　　　　C. 肺

    D. 脾　　　　　　　　　E. 肾

21. 下列哪一项不属于肝系统

    A. 爪　　　　　　　　　B. 筋　　　　　　　　　C. 胆

    D. 目　　　　　　　　　E. 肉

22. "天癸" 来源于
    A. 肺津　　　　　　　　　B. 肾阳　　　　　　　　　C. 心阴
    D. 肾阴　　　　　　　　　E. 肾精

23. 具有 "华盖" 之称的是
    A. 心　　　　　　　　　　B. 肝　　　　　　　　　　C. 脾
    D. 肺　　　　　　　　　　E. 肾

24. 脾气的运动特点是
    A. 散　　　　　　　　　　B. 结　　　　　　　　　　C. 降
    D. 出　　　　　　　　　　E. 入

25. 某病人面色红润,有光泽,舌色为淡红,脉和缓有力,律齐,胸部舒适,说明的是哪个脏腑的功能情况
    A. 心　　　　　　　　　　B. 肺　　　　　　　　　　C. 脾
    D. 肝　　　　　　　　　　E. 肾

26. 病人,女,28岁,心悸心慌,失眠多梦,胸闷不适,舌淡,脉细,主要病变在
    A. 脾　　　　　　　　　　B. 胃　　　　　　　　　　C. 心
    D. 肝　　　　　　　　　　E. 肺

27. 某病人面红赤,舌尖红起刺,脉数,心中烦热难入眠,说明的是哪个脏腑火旺
    A. 脾　　　　　　　　　　B. 肺　　　　　　　　　　C. 胃
    D. 心　　　　　　　　　　E. 肾

28. 某病人面色淡白而无光泽,舌色淡白,脉细弱,心慌,说明的是哪个脏腑的血虚
    A. 肝　　　　　　　　　　B. 心　　　　　　　　　　C. 胆
    D. 肺　　　　　　　　　　E. 肾

29. 某病人面色晦暗,舌色青紫,脉象涩滞,胸部闷痛,说明的是哪个脏腑的血瘀
    A. 心　　　　　　　　　　B. 脾　　　　　　　　　　C. 肝
    D. 肺　　　　　　　　　　E. 肾

30. 病人,女,56岁,咳嗽痰稀,声音嘶哑,恶寒少汗。此病理变化是由于
    A. 风热犯肺　　　　　　　B. 燥邪犯肺　　　　　　　C. 肺阴不足
    D. 风寒犯肺　　　　　　　E. 肺耗顿伤

31. 哪个脏腑的血运充足,可见神志清晰,精神安详,心情愉悦,思维敏捷
    A. 心　　　　　　　　　　B. 肺　　　　　　　　　　C. 脾
    D. 肝　　　　　　　　　　E. 肾

32. 某病人精力难以集中,失眠健忘,思维能力降低,反应迟缓,说明的是哪个脏腑的问题
    A. 肾　　　　　　　　　　B. 心　　　　　　　　　　C. 胃
    D. 大肠　　　　　　　　　E. 膀胱

33. 病人,男,30岁,主诉心悸、心慌,活动后加甚5天,就诊见面色苍白,舌淡苔白,脉细弱。此病理变化为
    A. 心阳暴脱　　　　　　　B. 心脉瘀阻　　　　　　　C. 心火亢盛
    D. 心气亏虚　　　　　　　E. 心血不足

34. 某病人有胸闷、咳喘、呼吸不畅等症状,说明的是哪个脏腑的问题
    A. 心　　　　　　　　　　B. 肺　　　　　　　　　　C. 脾

D. 肝　　　　　　　　　　E. 肾

35. 某病人有呼吸无力、少气、声低气怯、肢倦等症状,说明的是哪个脏腑的问题
　　A. 心　　　　　　　　B. 肺　　　　　　　　C. 脾
　　D. 肝　　　　　　　　E. 肾

36. 某病人有呼吸不调、胸闷喘咳、鼻塞、呼吸困难的症状,说明的是哪个脏腑的问题
　　A. 肾　　　　　　　　B. 心　　　　　　　　C. 肺
　　D. 肝　　　　　　　　E. 脾

37. 病人,女,50 岁,咳声低微,声音嘶哑,喉部干涩,舌红苔少脉细。此病理变化是属于
　　A. 肺阴不足　　　　　B. 肺气不宣　　　　　C. 燥邪犯肺
　　D. 肺失肃降　　　　　E. 肺热壅盛

38. 某病人有咳逆、呼吸表浅、喘促、小便不利、水肿等症状,说明的是哪个脏腑的问题
　　A. 心　　　　　　　　B. 肾　　　　　　　　C. 肝
　　D. 肺　　　　　　　　E. 脾

39. 病人,男,37 岁,患重症肌无力数年,现见肌肉瘦削,四肢乏力,气短懒言。此病理变化是
　　A. 肾不藏精　　　　　B. 肺不主气　　　　　C. 肾不主骨
　　D. 脾不健运　　　　　E. 脾气亏虚

40. 某病人有无汗、尿少、水肿、喘咳痰多等病变,说明的是哪个脏腑的问题
　　A. 心　　　　　　　　B. 肾　　　　　　　　C. 肝
　　D. 肺　　　　　　　　E. 脾

41. 病人,男,79 岁,近日来时觉腹胀,大便溏软,食欲不振,倦怠乏力。病人的主要病变在
　　A. 心　　　　　　　　B. 肾　　　　　　　　C. 脾
　　D. 肝　　　　　　　　E. 肺

42. 某病人呼吸平和,嗅觉正常,说明鼻窍通利,这也正是反映了哪个脏腑的功能正常
　　A. 心　　　　　　　　B. 肺　　　　　　　　C. 肝
　　D. 脾　　　　　　　　E. 肾

43. 某病人易于被悲的情绪影响,悲伤过度,可见少气懒言、呼吸气短等症,这说明了哪个脏腑在志为悲
　　A. 心　　　　　　　　B. 肺　　　　　　　　C. 肝
　　D. 脾　　　　　　　　E. 肾

44. 病人,女,65 岁,反复胸部憋闷刺痛 10 余年,症见胸闷不适,面色灰暗,舌质紫暗,脉结代。此病理变化属
　　A. 心神不宁　　　　　B. 心血不足　　　　　C. 心脉瘀阻
　　D. 痰湿阻滞　　　　　E. 心阴不足

45. 某病人有腹胀、便溏、不思饮食、体倦懒言等病变,说明的是哪个脏腑的问题
　　A. 心　　　　　　　　B. 肺　　　　　　　　C. 脾
　　D. 肝　　　　　　　　E. 肾

46. 某病人头晕目眩、神疲乏力、腹胀、便溏、泄泻,说明的是哪个脏腑的问题
　　A. 心　　　　　　　　B. 肺　　　　　　　　C. 肝
　　D. 脾　　　　　　　　E. 肾

47. 某病人出现胃下垂的病变,说明的是哪个脏的问题
    A. 心　　　　　　　　B. 肝　　　　　　　　C. 肺
    D. 脾　　　　　　　　E. 肾

48. 病人,女,46岁,近日来时感心悸、心慌。查体:面色淡白无华,舌色淡白,脉细无力。此病理变化属于
    A. 心气亏虚　　　　　B. 痰火扰心　　　　　C. 心血不足
    D. 心神不宁　　　　　E. 心阳暴脱

49. 病人,女,45岁,与家人争吵后觉胸胁、两乳胀痛,时或少腹亦感不舒,平日情绪抑郁。病人的主要病变在
    A. 肝　　　　　　　　B. 肺　　　　　　　　C. 心
    D. 脾　　　　　　　　E. 肾

50. 某病人的肌肉丰满健壮、四肢活动灵活,说明的是哪个脏腑的功能良好
    A. 心　　　　　　　　B. 肝　　　　　　　　C. 肺
    D. 脾　　　　　　　　E. 肾

51. 病人,男,70岁,全身浮肿,腰以下为甚,面色淡白,大便稀溏,纳食不佳,精神萎靡,肢软乏力。此病理变化是
    A. 肝失疏泄　　　　　B. 心不藏神　　　　　C. 肺失宣肃
    D. 脾运失职　　　　　E. 肾不主水

52. 某病人口唇红润、食欲旺盛、口味正常,说明的是哪个脏腑的功能良好
    A. 心　　　　　　　　B. 肺　　　　　　　　C. 脾
    D. 肝　　　　　　　　E. 肾

53. 病人,女,17岁,气促而喘,痰多色白,晨起为甚,胸闷不适,舌红苔黄,脉弦数。此病理变化是由于
    A. 肺气虚弱　　　　　B. 肺气不宣　　　　　C. 肺失肃降
    D. 肾气亏虚　　　　　E. 脾失健运

54. 某病人口唇淡白无华,口淡无味,食欲不振,口甜,说明的是哪个脏腑的问题
    A. 心　　　　　　　　B. 肺　　　　　　　　C. 脾
    D. 肝　　　　　　　　E. 肾

55. 病人,男,15岁,流涎数年,时轻时重,伴见口淡乏味,食后腹胀。此病理变化是
    A. 肝气郁结　　　　　B. 脾气郁结　　　　　C. 脾胃阴虚
    D. 脾不摄津　　　　　E. 肾阳亏虚

56. 某病人出现口涎自出的情况,说明的是哪个脏腑的问题
    A. 心　　　　　　　　B. 肺　　　　　　　　C. 脾
    D. 肝　　　　　　　　E. 肾

57. 病人,男,13岁,昨日淋雨受寒后,出现鼻塞流涕,喷嚏时作,咳嗽痰少而稀。此病理变化是
    A. 寒邪袭肺　　　　　B. 肺气失宣　　　　　C. 肺失肃降
    D. 肺热壅盛　　　　　E. 燥邪犯肺

58. 某病人有少腹、胸胁胀痛,偶见胸闷、嗳气等,说明的是哪个脏腑的问题
    A. 心　　　　　　　　B. 肺　　　　　　　　C. 脾

D. 肝　　　　　　　　　E. 肾

59. 病人,男,13 岁,遗尿近 10 年,每夜 1~2 次,同时小便清长,四肢不温,面色㿠白。此病理变化是由于

A. 肝气不疏　　　　　B. 脾不运化　　　　　C. 肾阳亏虚

D. 肾不纳气　　　　　E. 肾阴不足

60. 病人,男,45 岁。失眠多梦,精神萎靡,舌质红绛瘦瘪。出现此病理变化是因为

A. 心气亏虚　　　　　B. 心阳不足　　　　　C. 心阴不足

D. 心血不足　　　　　E. 心脉瘀血

61. 病人,女,17 岁,咳嗽、气喘反复发作五六年,面色㿠白,容易汗出,动则益甚。此病理变化为

A. 肺失肃降　　　　　B. 肺气失宣　　　　　C. 肺气亏虚

D. 脾气亏虚　　　　　E. 肾气亏虚

62. 某病人失眠头痛、急躁易怒、面红目赤,今天卒然晕厥,不省人事,说明的是哪个脏腑的问题

A. 心　　　　　　　　B. 肺　　　　　　　　C. 脾

D. 肝　　　　　　　　E. 肾

63. 某病人抑郁寡欢,多愁善感,嗳气太息,沉默寡言,说明的是哪个脏腑的问题

A. 心　　　　　　　　B. 肺　　　　　　　　C. 脾

D. 肝　　　　　　　　E. 肾

64. 病人,女,30 岁,近日来见目赤痒痛,目眵增多,伴有迎风流泪。此病理变化属于

A. 肝风内动　　　　　B. 肝经风热　　　　　C. 肝阳上亢

D. 肝血不足　　　　　E. 肝不藏血

65. 某病人面红升火,头胀头痛,亢奋激动,烦躁易怒等,说明的是哪个脏腑的问题

A. 心　　　　　　　　B. 肺　　　　　　　　C. 脾

D. 肝　　　　　　　　E. 肾

66. 某病人胁下胀痛,食欲减退,口苦,厌食油腻,甚至黄疸,亦可出现胆石症,说明是哪个脏腑的功能异常影响了胆汁的分泌和排泄

A. 脾　　　　　　　　B. 肺　　　　　　　　C. 肾

D. 肝　　　　　　　　E. 心

67. 某病人月经周期紊乱,经行不畅,亦有痛经,与哪个脏腑的功能异常有关

A. 心　　　　　　　　B. 肺　　　　　　　　C. 肝

D. 肾　　　　　　　　E. 脾

68. 病人,女,80 岁,牙齿松动易脱,精神萎靡,思维迟钝,听力减退。此病理变化是由于

A. 肾阴亏虚　　　　　B. 肾阳亏虚　　　　　C. 肾精不足

D. 脾气亏虚　　　　　E. 肺气亏虚

69. 某病人目涩昏花,肢体麻木,屈伸不利,是哪个脏腑的血不足

A. 心　　　　　　　　B. 肺　　　　　　　　C. 脾

D. 肾　　　　　　　　E. 肝

70. 某病人出现肢体麻木,屈伸不利,手足震颤,甚至抽搐等症,说明的是哪个脏腑与筋的关系

A. 心   B. 肺   C. 脾

D. 肾   E. 肝

71. 某病人的爪甲枯而色夭,质地软薄,变形脆裂,说明哪个脏腑的血不足

    A. 心   B. 肺   C. 脾

    D. 肝   E. 肾

72. 病人,男,65 岁,咳嗽痰稀,气短而喘,容易感冒,时有自汗。该病人的主要病变在

    A. 心   B. 肝   C. 脾

    D. 肺   E. 肾

73. 肝开窍于

    A. 舌   B. 鼻   C. 目

    D. 耳   E. 口

74. 某病人形寒肢冷,倦怠乏力,腰膝冷痛,小便不利,遗尿,水肿,是哪个脏腑阳虚的表现

    A. 心   B. 肺   C. 脾

    D. 肝   E. 肾

75. 某病人五心烦热,潮热盗汗,眩晕耳鸣,腰膝酸软,遗精,这是哪个脏腑阴虚的表现

    A. 心   B. 肺   C. 脾

    D. 肝   E. 肾

76. 某病人小便少,出现了水肿,说明的是哪个脏的问题

    A. 心   B. 肺   C. 脾

    D. 肝   E. 肾

77. 某病人出现呼吸浅表、呼多吸少、动则气喘等症,是哪个脏腑的问题

    A. 心   B. 肺   C. 脾

    D. 肝   E. 肾

78. 病人,男,66 岁,近 1 周来心中烦热,面赤,舌尖碎烂疼痛,脉数。此病理变化属于

    A. 心气亏虚   B. 心阴不足   C. 心火亢盛

    D. 心阳暴脱   E. 心脉瘀阻

79. 某病人头发色白且易于脱落,是哪个脏腑的问题

    A. 心   B. 肝   C. 脾

    D. 肺   E. 肾

80. 某病人由于外伤,失血过多,继而出现了口渴、尿少等症状,这说明了

    A. 气与血的关系   B. 气与津液的关系   C. 血与津液的关系

    D. 气能生血   E. 气能生津

81. 某病人纳呆,厌食,胃脘胀痛,嗳腐吞酸,是哪个脏腑的问题

    A. 心   B. 胆   C. 肺

    D. 肝   E. 胃

82. 某病人口臭,恶心,呃逆,嗳气,呕吐,是哪个脏腑的问题

    A. 心   B. 胆   C. 肺

    D. 胃   E. 肝

83. 某病人出现水谷混下,可见便溏、泄泻、小便短少,是因为哪个脏腑的泌别清浊功能失司

A. 心 　　　　　　B. 胆 　　　　　　C. 肺

D. 胃 　　　　　　E. 小肠

84. 某病人尿急、尿频、尿道涩痛,说明哪个脏腑的贮尿和排尿功能异常

A. 心 　　　　　　B. 胃 　　　　　　C. 肺

D. 膀胱 　　　　　E. 小肠

(85~87 题共用题干)

病人,女,28 岁,诉两眼肿红且眵多月余,曾用抗生素类眼药水无效。诊见两眼睑结膜充血,球结膜部充血,舌赤,脉弦数。

85. 以五脏与官窍的关系,此病人最先考虑的脏腑病变是

A. 心 　　　　　　B. 肝 　　　　　　C. 肺

D. 脾 　　　　　　E. 肾

86. 病人舌赤、脉数又与哪个脏腑相关

A. 心 　　　　　　B. 肝 　　　　　　C. 肺

D. 脾 　　　　　　E. 肾

87. 如果用中药治疗的话,要用清哪个脏腑火热的药物对症治疗

A. 心、肺 　　　　B. 肝、脾 　　　　C. 心、肝

D. 心、肾 　　　　E. 肺、肾

(88~90 题共用题干)

病人,女,50 岁,自述 1998 年夏季因受热出现了发热、尿频、尿急和排尿疼痛,经治疗后痊愈,但刺激后易出现膀胱刺激症状。现又见尿频、尿急以及排尿不尽 1 周。

88. 本病的病位在

A. 胃 　　　　　　B. 胆 　　　　　　C. 小肠

D. 膀胱 　　　　　E. 大肠

89. 本病是由哪个腑的什么功能失调所致

A. 胃主降逆功能失调所致

B. 小肠主受盛和化物功能失调所致

C. 大肠传化糟粕功能失调所致

D. 膀胱排尿功能失调所致

E. 胆排泄胆汁功能失调所致

90. 本病涉及的脏腑中与之相为表里的是

A. 心 　　　　　　B. 肝 　　　　　　C. 脾

D. 肺 　　　　　　E. 肾

(91~93 题共用题干)

病人,女,18 岁,自述口臭,牙龈出血已有 4 个月。早晨起床后刷牙时会见牙龈出血,平时喜欢喝冷饮,大便是干燥的。诊见面红目赤,牙龈红肿,舌红苔黄,脉洪大。

91. 根据上边的病例,与口臭关系最密切的脏腑病变是

A. 心 　　　　　　B. 肝 　　　　　　C. 胃

D. 胆 　　　　　　E. 膀胱

92. 如果光看牙龈的问题,则与哪个脏腑关系密切

A. 心 　　　　　　B. 肝 　　　　　　C. 肾

D. 脾   E. 胆

93. 大便干燥与哪个脏腑关系密切

    A. 心   B. 肝   C. 肾

    D. 大肠   E. 胆

（94~96题共用题干）

病人，女，13岁，因出生后8个月时感冒，从而遗留咳喘之症，缠绵难愈，导致发育不良。上学后，遇到劳累，便会发病。

94. 此病例病人的发病与哪个脏腑关系最密切

    A. 心   B. 肺   C. 脾

    D. 肝   E. 肾

95. 此病例病人的发病主要是这个脏腑的哪个功能

    A. 主气司呼吸   B. 通调水道   C. 朝百脉

    D. 主疏泄   E. 主运化

96. 病人还会出现大便干燥的情况，这说明的是与哪个脏腑的表里关系

    A. 小肠   B. 大肠   C. 胃

    D. 胆   E. 膀胱

（97~100题共用题干）

病人，男，33岁，病人患痨病多年，近几个月来经常出现遗精现象，诊见舌红少苔，面白颧红，咽干口渴，腰膝酸软，失眠多梦，阳痿早泄，脉细数。

97. 该病人主要是哪个脏腑的虚证

    A. 心   B. 肺   C. 脾

    D. 肝   E. 肾

98. 痨病相当于西医的肺结核，此病主要与哪个脏腑相关

    A. 心   B. 肺   C. 脾

    D. 肝   E. 肾

99. 失眠多梦一般认为最相关的脏腑是哪个

    A. 心   B. 肺   C. 脾

    D. 肝   E. 肾

100. 本证在治疗时候应该是治疗哪个脏腑为本

    A. 心   B. 肺   C. 脾

    D. 肝   E. 肾

（101~104题共用题干）

病人，女，41岁，诉本次月经出血量大且已10天。诊见面色萎黄，精神倦怠，气短懒言，舌淡苔薄，脉虚大。

101. 此病例与哪个脏腑的功能有关

    A. 心   B. 肺   C. 脾

    D. 肝   E. 肾

102. 据以上脏腑的功能，以上症状主要是与哪个功能相关

    A. 运化   B. 升清   C. 统血

    D. 疏泄   E. 藏血

103. 医生对症以相关中药治疗,但是病人遇到家庭变故,没有坚持服药,出现头晕目眩,两胁胀痛,脉弦,说明已经累及哪个脏腑

    A. 心　　　　　　　B. 肺　　　　　　　C. 脾

    D. 肝　　　　　　　E. 肾

104. [假设信息]2年后,病人仍未治愈,还会累计到哪个脏腑

    A. 心　　　　　　　B. 肺　　　　　　　C. 脾

    D. 肝　　　　　　　E. 肾

（105~108 题共用题干）

病人,女,35 岁,演员,诉失眠 10 年有余,今年尤其严重。近 2 个月来睡前服用安眠药,但是入睡也就 3 小时左右。醒后心悸,烦躁,然后就很难再入睡。白天精神状态都不好,头晕头痛,健忘,食少,嗳气,思维很难集中,精神抑郁,近 1 个月来大便日行 2~3 次,神疲乏力,怕冷。脉弦细,舌淡,苔薄腻。

105. 此病例主要累及的脏腑有

    A. 心、肺　　　　　B. 肺、肾　　　　　C. 心、脾

    D. 肝、肾　　　　　E. 心、肾

106. 病人的病症主要是在

    A. 气　　　　　　　B. 血　　　　　　　C. 经

    D. 络　　　　　　　E. 津液

107. 病人想用针灸治疗,应该选择哪条经络的穴位为主

    A. 心、肺　　　　　B. 肺、肾　　　　　C. 心、脾

    D. 肝、肾　　　　　E. 心、肾

108. [假设信息]病人突遇情感波折,对病情会有什么影响

    A. 逐渐加重　　　　B. 逐渐减轻　　　　C. 无影响

    D. 急剧加重　　　　E. 急剧减轻

（109~112 题共用题干）

病人,女,42 岁,因家庭变故,近 1 年来郁郁寡欢,自述胸胁胀闷,纳差,时有呃逆,头晕头痛,失眠多梦,神疲乏力,日渐消瘦。诊见舌淡苔薄黄,脉弦数。

109. 本病的病因归结于哪个脏腑

    A. 心　　　　　　　B. 肝　　　　　　　C. 脾

    D. 肺　　　　　　　E. 肾

110. 与本病病因脏腑相为表里的是

    A. 大肠　　　　　　B. 小肠　　　　　　C. 胃

    D. 膀胱　　　　　　E. 胆

111. 本脏病变波及到的脏腑是

    A. 心　　　　　　　B. 肝　　　　　　　C. 脾

    D. 肺　　　　　　　E. 肾

112. 某病人治疗 1 个月后,其他症状改善,唯余头晕目眩,耳鸣,腰膝酸软,午后烦热颧红,盗汗。此时病变脏腑是

    A. 心、肺　　　　　B. 肺、肾　　　　　C. 心、脾

    D. 肝、肾　　　　　E. 心、肾

（113~116 题共用题干）

病人,男,60 岁,有"慢性阻塞性肺病"病史 10 年,昨日起见咳嗽气短,神疲乏力,舌淡苔白,脉细弱。

113. 病变脏腑是

    A. 肺   B. 心   C. 脾

    D. 肝   E. 肾

114. 病变脏腑的什么功能失常

    A. 主血脉   B. 主纳气   C. 主气、司呼吸

    D. 主疏泄   E. 主运化

115. 咳嗽气短的原因是

    A. 心气亏虚   B. 脾气亏虚   C. 肾气不足

    D. 肺气亏虚   E. 肝气郁滞

116. [假设信息]病人未按时服药,与人有了争执后见心慌气短,失眠,此时波及到的脏腑为

    A. 肺   B. 心   C. 脾

    D. 肝   E. 肾

（117~120 题共用题干）

病人,女,65 岁,心慌气短,动则加甚,伴胸部憋闷刺痛,面色苍白无华,舌淡苔白,脉涩。

117. 病人的病变脏腑是

    A. 心   B. 肺   C. 脾

    D. 肝   E. 肾

118. 病变脏腑的功能失常表现是

    A. 主运化   B. 主血脉   C. 主呼吸

    D. 主宣发   E. 主纳气

119. 病人心慌气短以及动则加甚的原因是

    A. 肺气虚弱   B. 心气不足   C. 肾阳不足

    D. 脾气亏虚   E. 肝气郁结

120. 病人胸部憋闷刺痛的原因是

    A. 心脉瘀阻   B. 肺气不宣   C. 脾失健运

    D. 肝气郁结   E. 肾不纳气

二、名词解释

1. 藏象

2. 五脏

3. 六腑

4. 奇恒之腑

5. 藏象学说

6. 肾阴

7. 肾阳

8. 气

9. 气机

10. 气机调畅

11. 气机失调

12. 元气

13. 宗气

14. 营气

15. 卫气

16. 血

17. 津液

18. 津血同源

19. 心主血脉

20. 腐熟

三、填空题

1. 五脏的共同生理功能是_____；六腑共同的生理功能是_____。

2. 五脏是指_____、_____、_____、_____和_____。

3. 心的主要生理功能有两个：一是_____，二是_____。

4. 肺的通调水道功能，是通过肺气的_____和_____完成的。

5. "藏而不泻"指的是_____，"泻而不藏"指的是_____。

6. 奇恒之腑形态似_____，功能似_____。

7. 血液的正常循环以_____、_____、_____为必备的三个条件。

8. 心于五行属_____，于阴阳属_____，心主宰着人体生命活动，故有"_____"之称。

9. 心在窍为_____，在体合_____，其华在_____，在液为_____，在志为_____。

10. 心主血脉正常，则面色_____，舌色为_____，脉和缓有力，律齐，胸部_____。

11. 脾主运化的功能包括_____和_____两方面。

12. 因脾主运化，为_____生化之源，故又称脾为_____之本。

13. 脾的升清作用，主要体现在两个方面：一是_____，一是_____。

14. 脾统血的主要机理，实际上是_____作用。

15. 肺的生理功能是_____、_____、_____和_____。

16. 肺在窍为_____，在体合_____，其华在_____，在液为_____，在志为_____。

17. 肺的_____与_____相辅相成，生理上相互依存，病理上相互影响。

18. 肝的疏泄功能，反映了肝脏_____的生理特点。

19. 肝在窍为_____，在体合_____，其华在_____，在液为_____，在志为_____。

20. 肝气疏泄，促进消化，主要是通过_____和_____而实现的。

21. 肝主疏泄还可以影响胆汁的_____和_____。

22. 肝的疏泄功能异常可致津液的_____、_____障碍，见水肿、"梅核气"等病症。

23. 肾为_____之本，脾为_____之本。

24. 肾于五行属_____,于阴阳属_____。

25. 肾所藏之精,主要有两个来源,一是_____,一是_____。

26. 爪为_____余,齿为_____余,发为_____余。

27. 在部位之三焦中,上焦包括_____,中焦包括_____,下焦包括_____。

28. 肾阳虚可见_____、倦怠乏力、_____、小便不利、遗尿、水肿,男子可见_____,女子可见_____。

29. 肾阴虚可见_____、潮热盗汗、眩晕耳鸣、_____,男子_____,女子_____。

30. 六腑与五脏有一定的区别,从解剖结构来说六腑是_____,从功能来说它们有_____的作用。

31. 耳的听觉是否灵敏与_____和_____的盛衰有关。

32. 三焦作为六腑之一的主要功能是_____,_____。

33. 构成人体的气是由_____之精气和_____之精气构成的。

34. 气的固摄作用主要表现为:可约束_____循经而行;固摄_____,防止丢失;固摄_____,防止妄泄。

35. 脾_____,肺_____,肾_____的功能与津液的输布和排泄有关。

36. _____于胸中所聚之处,称为"气海",又名膻中。

37. 卫气的生理功能主要是_____、_____与_____的作用。

38. 血主要由_____和_____组成,水谷精微和肾精都可以化生为血液。

39. 气与血关系密切,不可分离,而他们间的关系可以概括为"_____"、"_____"。

40. 从性状方面来说,津质地_____,流动性_____,而液质地_____,流动性_____。从功能来说,津起到_____作用,而液主要起到_____作用。

四、简答题

1. 什么是藏象学说?

2. 为什么说"心为君主之官"?

3. 心主血脉异常会出现什么情况?

4. 简述脾运化水谷的过程。

5. 肺的生理功能是什么?

6. 肝主疏泄的功能主要表现在哪些方面?

7. 肺主宣发的生理功能体现在哪些方面?

8. 肺主肃降的生理功能体现在哪些方面?

9. 六腑共同的生理特点是什么?

10. 胆的生理功能是什么?

11. 什么是津血同源?

12. 气可以分为哪几类?

13. 营气的生理功能有哪些?

14. 宗气的生理功能是什么?

15. 气的功能有哪些?

16. 津液的功能有哪些?

五、论述题

1. 简述肾精与人体生长发育的密切关系。
2. 简述心与肺的关系。
3. 论述六腑是如何共同完成人体对饮食物的吸收、消化和排泄这一过程的。
4. 简述气与血的关系。

（王芳玲）

第三章　经　络

【重点提示】

一、几个重要概念

1. 经络　经络是经脉和络脉的总称。经,有路径之意,指经络系统中的主干。络,有网络之意,是经脉别出的分支,呈纵横交错状遍布全身,无处不至。

2. 经络学说　经络学说是研究人体经络系统的组成、循环分布、生理功能、病理变化及与脏腑、气血等相互关系的中医学理论,是中医学理论系统的重要组成部分。

3. 十二经脉　十二经脉是由手三阴经、手三阳经、足三阴经、足三阳经组成,即手太阴肺经、手阳明大肠经、足阳明胃经、足太阴脾经、手少阴心经、手太阳小肠经、足太阳膀胱经、足少阴肾经、手厥阴心包经、手少阳三焦经、足少阳胆经和足厥阴肝经。

4. 十五络脉　十二经脉与任、督二脉各有一支,加上脾之大络,共十五条,称为“十五络脉”,又称“十五别络”。

5. 奇经八脉　奇经八脉即督脉、任脉、冲脉、带脉、阴跷脉、阳跷脉、阴维脉、阳维脉。因它们与脏腑没有直接联系,也没有表里配属关系,又不同于十二正经,故称为“奇经”。

6. 阳脉之海　督脉有总督一身阳经的作用。十二经脉中的手、足三阳经均会于督脉,故称为“阳脉之海”。

7. 阴脉之海　任脉有总任一身阴经的作用,故称“阴脉之海”。

8. 血海　冲脉为十二经脉之要冲,有总管全身气血的作用,故称为“血海”,又称“十二经之海”。

二、经络系统的组成

经脉和络脉。

三、经脉的组成

十二经脉、奇经八脉以及连属部分。

四、络脉的组成

十五别络、浮络和孙络。

五、十二经脉的循行走向规律

十二经脉的循行走向与人体的气血运行方向是一致的,即《灵枢·逆顺肥瘦》所说"手之三阴,从脏走手;手之三阳,从手走头;足之三阳,从头走足;足之三阴,从足走腹。"十二经脉循行走向有顺有逆,这样就构成如《灵枢·营卫生会》所说的"阴阳相贯,如环无端"的循行路径。

六、十二经脉的交接规律

相为表里的阴经与阳经在四肢末端交接,同名的手、足阳经在头面部交接,异名的手、足阴经在胸腹部交接。

七、十二经脉的分布规律

阴经分布于四肢内侧,其排列次序为:太阴经在前,厥阴经居中,少阴经在后。但在内踝上8寸以下则是厥阴经在前,太阴经在中,少阴经在后。阳经分布在四肢的外侧,其排列次序为:阳明经在前,少阳经居中,太阳经在后。

八、十二经脉的表里络属关系

由于十二经脉内属于脏腑,而脏与腑有表里相结合的关系,所以阴经与阳经也有表里属络关系,即内侧前、中、后线的经脉与外侧前、中、后线的经脉相为表里,如手太阴肺经与手阳明大肠经相为表里。

九、十二经脉的流注次序

气血在十二经脉中运行,周流不息,始于肺经,依次逐经传注到肝经,再由肝经从足走胸传注到肺经。

十、经络的生理功能

包括:①联系脏腑,沟通内外;②运行气血,营养周身;③抗御病邪,保卫机体;④感应刺激,传导信息;⑤调节功能,平衡阴阳。

【疑难解析】

一、如何理解经络预防疾病

中医学认为,人体是一个有机的整体,经络纵横交错遍布全身。五脏六腑、四肢百骸通过经络而内外沟通、相互关联。因此,刺激经络上的有效穴位和经络循行路线,可激发人体经气,提高机体自身防御能力,达到防患于未然的目的。如春天敲打胆经,可以调理肝胆气机,防止因肝胆气机不畅而引发的疾病;敲打足三里穴,可强健脾胃功能,预防胃肠病变的发生等。此外,平时的刮痧、拔罐及晚上睡觉前的泡脚等行为,也都可以起到很好的预防疾病发生的作用,充分体现出中医学"上医不治已病治未病"的学术思想。

二、如何用经络学说指导疾病的治疗

经络学说早已被广泛地用于指导临床各科的治疗。针灸中的"循经取穴法"就是经络学说的具体应用,如肝气郁结常循经取太冲穴,胃病取足三里穴等。药物对某些脏腑经络的特殊治疗作用称为"药物归经"。例如,白芷、柴胡、羌活、藁本都能治头痛,但白芷善治阳明经头痛,柴胡善治少阳经头痛,羌活善治太阳经头痛,藁本善治厥阴经头痛。

三、如何用经络学说指导疾病的诊断

由于经络有一定的循行路线和络属脏腑,它可以反映所属经络脏腑的病证。因而在临床上可以将疾病所出现的证候与经络循行的部位及所属的脏腑结合,作为诊断疾病的依据。如两胁疼痛,多为肝胆疾病;缺盆中痛,常是肺的病变。

四、如何用经络学说阐释疾病的病理变化

经络有运行气血、感应传导的作用,所以在疾病发生时可以反映出病变传递、发展的途径。外邪侵犯人体肌表,病邪可通过经络由表及里。内脏的病变也可通过经络的传导反映于外,表现于某些特定的部位或与其相应的官窍。如肝火上炎见目赤,胃火炽盛见牙龈肿痛等。

五、气血在十二经脉中运行是按照什么次序流注的

气血在十二经脉中是按照"肺大胃脾心小肠,膀肾胞焦胆肝续"的顺序运行流注的,即始于肺经,依次逐经传注到肝经,再由肝经从足走胸传注到肺经。

【方法指津】

一、如何理解、掌握经络的定义

经络就如同一颗大树,树的主干和大的分支便是"经",细小的分支和一片片的树叶则是"络"。由此可见,"经"是深而在里的主干部分,在人体中起框架的作用;"络"则是浅而在表的分支,它纵横交错地分布在人体,无处不到。

二、如何记忆十二经脉的命名

十二经脉是按照"手足""阴阳""脏腑"来命名的,如何记忆? 随便写出一条经脉的全称,如"手太阴肺经",那么马上就知道是"手足""阴阳""脏腑"了,因为有"手"就有"脚",有"阴"就有"阳",有"脏"就有"腑"。

【测试习题】

一、选择题

1. 经络系统中经气散布于体表的部分是
   A. 奇经八脉　　　　　　　B. 十五络脉　　　　　　　C. 十二经别

D. 十二经筋　　　　　　　　E. 十二皮部

2. 以下哪条经脉的循行分布上头面
　　A. 手厥阴心包经　　　　　B. 足太阴脾经　　　　　C. 足少阴肾经
　　D. 手少阴心经　　　　　　E. 足阳明胃经

3. 下列无表里关系的经脉是
　　A. 足阳明、足太阴　　　　B. 手太阳、手太阴　　　C. 足少阳、足厥阴
　　D. 足太阳、足少阴　　　　E. 手少阳、手厥阴

4. 十二经脉中，阴阳表里经在哪个部位衔接
　　A. 头面部　　　　　　　　B. 胸腹部　　　　　　　C. 背腰部
　　D. 四肢末端部　　　　　　E. 以上都不是

5. 内踝上八寸处，以下经脉由前向后的排列次序为
　　A. 太阴、厥阴、少阴　　　B. 厥阴、少阴、太阴　　C. 少阴、太阴、厥阴
　　D. 厥阴、太阴、少阴　　　E. 太阴、少阴、厥阴

6. 十二经脉中相表里的阴经与阳经在何处交接
　　A. 头面　　　　　　　　　B. 胸腹　　　　　　　　C. 手足
　　D. 上肢　　　　　　　　　E. 下肢

7. 有一定的起止、循行径路和交接顺序的是
　　A. 十五别络　　　　　　　B. 浮络　　　　　　　　C. 孙络
　　D. 奇经　　　　　　　　　E. 正经

8. 下列各组经脉中，从足趾走向腹腔、胸腔的是
　　A. 脾肝肾经　　　　　　　B. 肝脾胃经　　　　　　C. 肾膀胱胃经
　　D. 脾胃肾经　　　　　　　E. 肝胆肾经

9. 在头面部，分布于面部、额部的经脉是
　　A. 太阳经　　　　　　　　B. 阳明经　　　　　　　C. 少阳经
　　D. 厥阴经　　　　　　　　E. 少阴经

10. 在十二经气血循环流注中，与足厥阴肝经终端相接的是
　　A. 足少阳胆经　　　　　　B. 手厥阴心包经　　　　C. 手太阴肺经
　　D. 手少阴心经　　　　　　E. 足阳明胃经

11. 足太阴经在内踝上八寸交何经之前
　　A. 足少阴经　　　　　　　B. 足阳明经　　　　　　C. 足少阳经
　　D. 足厥阴经　　　　　　　E. 足太阳经

12. 下列经脉中，具有表里关系的是
　　A. 足少阳与足厥阴　　　　B. 足阳明与足少阴　　　C. 阴维脉与阳维脉
　　D. 阴跷脉与阳跷脉　　　　E. 任脉和督脉

13. 具有约束纵行诸经作用的经脉是
　　A. 督脉　　　　　　　　　B. 带脉　　　　　　　　C. 任脉
　　D. 阴维脉　　　　　　　　E. 阳维脉

14. 能调节十二经脉气血，主要与奇恒之腑间关系密切的是
　　A. 皮部　　　　　　　　　B. 别络　　　　　　　　C. 正经
　　D. 奇经　　　　　　　　　E. 经别

15. "一源三岐"之一的经脉是
    A. 阴维脉　　　　　　B. 督脉　　　　　　　C. 带脉
    D. 奇经八脉　　　　　E. 阳跷脉

16. 与经脉循行无关的头痛是
    A. 前额头痛　　　　　B. 偏头痛　　　　　　C. 后头疼痛
    D. 巅顶头痛　　　　　E. 头部隐隐作痛

17. 下列说法除哪项外均是经络的生理功能
    A. 运行气血　　　　　B. 协调阴阳　　　　　C. 抗御病邪
    D. 循经取穴　　　　　E. 沟通内外

18. 下列说法除哪项外均是经络的临床应用
    A. 联系内外　　　　　B. 诊断取穴　　　　　C. 病邪传变
    D. 预防疾病　　　　　E. 辨证归经

19. 经络系统的组成是
    A. 十二经脉、十五经脉、奇经八脉　　　B. 十二经脉、十二经别、十二经筋
    C. 十二经脉、十二皮部、奇经八脉　　　D. 经脉、经别、络脉、奇经
    E. 经脉、络脉

20. 属于人体最外层的是
    A. 奇经八脉　　　　　B. 经别　　　　　　　C. 经筋
    D. 络脉　　　　　　　E. 皮部

21. 十二经脉是
    A. 经络浅部分支　　　B. 经络深部分支　　　C. 筋肉、骨骼系统
    D. 经络的最外层　　　E. 经络系统的主体

22. 经络学说可用于研究人体经络系统多方面的内容,下列哪项不属于研究的范围
    A. 组成　　　　　　　B. 循环分布　　　　　C. 生理功能
    D. 病理变化　　　　　E. 方剂组成

23. 在足大趾端交接的经脉是
    A. 手太阴经、手阳明经　　　　　　　　B. 足阳明经、足太阴经
    C. 手阳明经、足阳明经　　　　　　　　D. 足太阳经、足少阴经
    E. 足厥阴经、足少阳经

24. 经络系统中,与脏腑有直接络属关系的是
    A. 十二经脉　　　　　B. 奇经八脉　　　　　C. 十二经别
    D. 十二经筋　　　　　E. 十五别络

25. 十二经脉的命名是结合什么来确定的
    A. 阴阳、五行、脏腑　　B. 手足、五行、阴阳　　C. 内外、脏腑、五行
    D. 手足、五行、脏腑　　E. 手足、阴阳、脏腑

26. 下列各组经脉中,从胸腔走向手指末端的是
    A. 心、肺、肾经　　　B. 心、肺、心包经　　　C. 胆、胃、三焦经
    D. 肝、胆、小肠经　　E. 肺、脾、胆经

27. 属腑络脏的经脉是
    A. 足少阴肾经　　　　B. 足太阴脾经　　　　C. 足厥阴肝经

D. 手少阳三焦经　　　　　　E. 手少阴心经

28. 分布于四肢外侧、头面和躯干的经脉是
    A. 阴经　　　　　　　　B. 阳经　　　　　　　　C. 奇经
    D. 十四经　　　　　　　E. 十二经

29. 人体之所以成为一个有机的整体,主要是靠什么的连接作用
    A. 五脏六腑　　　　　　B. 四肢百骸　　　　　　C. 经络系统
    D. 五官九窍　　　　　　E. 皮肉筋骨

30. 十二经脉气血流注形式为
    A. 左右贯注　　　　　　B. 手足贯注　　　　　　C. 上下贯注
    D. 直线贯注　　　　　　E. 循环贯注

31. 手三阳经是指
    A. 胃经、脾经、大肠经　　　　　　　　　B. 膀胱经、小肠经、大肠经
    C. 胆经、大肠经、胃经　　　　　　　　　D. 胃经、胆经、膀胱经
    E. 小肠经、三焦经、大肠经

32. 循行在下肢内侧后缘的经脉是
    A. 肾经　　　　　　　　B. 脾经　　　　　　　　C. 肝经
    D. 胃经　　　　　　　　E. 胆经

33. 阴经是指
    A. 五脏的经脉　　　　　B. 循行于胸腹部的经脉　　C. 六腑的经脉
    D. 循行于背腰部的经脉　E. 冲脉

34. 在头面部进行交接的经脉是
    A. 手太阴、手阳明经　　B. 足太阴、足阳明经　　　C. 手阳明、足阳明经
    D. 足太阳、足少阴经　　E. 足厥阴、足少阳经

35. 内踝上八寸处以下,循行于下肢内侧中央的经脉是
    A. 足少阴肾经　　　　　B. 足太阴脾经　　　　　C. 足厥阴肝经
    D. 足阳明胃经　　　　　E. 足少阳胆经

36. 手、足三阴经在哪个部位交接
    A. 头面部　　　　　　　B. 胸部　　　　　　　　C. 腹部
    D. 四肢　　　　　　　　E. 会阴部

37. 循行流注交于手太阴肺经的是
    A. 手阳明大肠经　　　　B. 手少阴心经　　　　　C. 手太阳小肠经
    D. 足厥阴肝经　　　　　E. 足阳明胃经

38. 下列经脉名称不正确的是
    A. 手厥阴心包经　　　　B. 足厥阴脾经　　　　　C. 足少阴肾经
    D. 手阳明大肠经　　　　E. 足太阳膀胱经

39. 循行于下肢外侧的经脉是
    A. 足阳明经　　　　　　B. 足少阴经　　　　　　C. 冲脉
    D. 足厥阴经　　　　　　E. 足太阴经

40. 下列十二经脉气血流注次序中环节不正确的是
    A. 手太阴→手阳明→足阳明→　　　　　B. 足阳明→足少阳→足厥阴→

C. 手厥阴→手少阳→足少阳→　　　　D. 足少阳→足厥阴→手太阴→

E. 足太阴→手少阴→手太阳→

41. 手三阳经在上肢分布正确的是

A. 太阳在前,少阳在中,阳明在后　　　B. 太阳在前,阳明在中,少阳在后

C. 少阳在前,太阳在中,阳明在后　　　D. 少阳在前,阳明在中,太阳在后

E. 阳明在前,少阳在中,太阳在后

42. "阳脉之海"的经脉是

A. 冲脉　　　　　　　B. 带脉　　　　　　　C. 任脉

D. 阳跷脉　　　　　　E. 督脉

43. 经络学中的血海是指

A. 足阳明胃经　　　　B. 督脉　　　　　　　C. 任脉

D. 冲脉　　　　　　　E. 带脉

44. 下列有关冲脉概念错误的是

A. 奇经八脉之一　　　B. 十二经脉之海　　　C. 气海

D. 血海　　　　　　　E. 一源三岐之一

45. 冲脉是

A. 十二经脉之海　　　B. 气海　　　　　　　C. 水谷之海

D. 阳脉之海　　　　　E. 阴脉之海

46. "阴脉之海"是

A. 冲脉　　　　　　　B. 带脉　　　　　　　C. 任脉

D. 督脉　　　　　　　E. 阴跷脉

47. "一源三岐"同起于

A. 肚脐　　　　　　　B. 肛门　　　　　　　C. 胞中

D. 会阴　　　　　　　E. 耻骨联合

48. 不属于奇经八脉循行特点的是

A. 除带脉横向循行外　　　　　　　　　B. 其余均为纵向循行

C. 纵横交错地循行　　　　　　　　　　D. 分布于十二经脉之间

E. 经与经之间有相互交接规律

49. 奇经八脉通过蓄积和什么的方式对十二经脉的气血进行调节

A. 统领　　　　　　　B. 约束　　　　　　　C. 渗灌

D. 妊养　　　　　　　E. 总管

50. 不是任脉循行路线的表述是

A. 起于胞宫,下出于会阴

B. 沿着腹胸、颈部的正中线上行到下唇

C. 环绕口唇

D. 经面颊,分行至目眶下

E. 其分支行脊柱、通督脉,上至头、下至足

51. 经络学说的临床应用不包括

A. 阐释病理的变化　　B. 指导疾病的诊断　　C. 指导疾病的治疗

D. 用于疾病的预防　　E. 抗御病邪,保卫机体

52. 下列表述哪项不是经络的生理功能
    A. 联系脏腑,沟通内外
    B. 运行气血,营养周身
    C. 抗御病邪,保卫机体
    D. 感应刺激,传导信息
    E. 预防疾病

53. 病人,男,55岁,素有偏头痛病史,近期加重,常伴有头目昏重,周身疲乏,面色不华,且操劳或用脑过度时加甚,脉细弱,舌质淡。针灸时选
    A. 督脉及足少阳、足阳明经穴为主
    B. 足少阴及手、足少阳经穴为主
    C. 足太阴经及手、足少阳经穴为主
    D. 手、足少阳和足太阴经穴为主
    E. 手、足阳明及足厥阴经穴为主

54. 病人,男,31岁,晨起发现左侧面部板滞、麻木,口角歪向右侧,遂来门诊诊疗。查:病侧露睛流泪,额纹消失,鼻唇沟平坦,不能做皱眉、露齿、鼓颊等动作。针灸时选
    A. 阳明、少阳经穴为主
    B. 阳明、太阳经穴为主
    C. 少阳、太阳经穴为主
    D. 任脉、督脉经穴为主
    E. 督脉、厥阴经穴为主

55. 病人,女,43岁,腰部重痛多年,近1个月加重,伴有腰部酸麻、拘急不可俯仰,严重时腰脊痛连臀腿。针灸时选
    A. 足少阴、督脉经穴为主
    B. 足太阳、督脉经穴为主
    C. 足阳明、督脉经穴为主
    D. 足少阳、督脉经穴为主
    E. 任脉、督脉经穴为主

56. 病人,男,59岁,主诉腰部疼痛,每遇天气变化时加重,伴有麻木感,严重时不可俯仰,舌淡,脉紧。针灸时选
    A. 手、足少阴经穴和夹脊穴为主
    B. 手、足阳明和足太阳经穴为主
    C. 手、足少阳和手、足阳明经穴为主
    D. 局部阿是穴及足太阳经穴为主
    E. 手、足阳明和足厥阴经穴为主

57. 病人,女,48岁,左侧腰腿部疼痛,表现为左臀部、左大小腿后侧呈阵发性、放射性疼痛。针灸时选
    A. 足太阳和足阳明   B. 足少阳和足阳明   C. 足少阳和足太阳
    D. 足少阳和足太阴   E. 足少阳和足少阴

58. 病人,男,51岁,常常出现胃脘部胀痛,发作时疼痛连胁,平时嗳气频频,呕逆酸苦,苔薄白,脉沉弦。针灸时选
    A. 足阳明、足厥阴经穴和任脉穴为主
    B. 足阳明、足太阴经穴为主
    C. 足厥阴、足太阴经穴为主
    D. 任脉、足太阴经穴为主
    E. 足厥阴、足阳明经穴为主

59. 病人,男,59岁,习惯性大便秘结不通10余年,每次排便都有艰涩难解之感,兼见腹胀、身热、口干口臭,舌红苔黄,脉实。针灸时选
    A. 足阳明、手太阴经穴为主
    B. 足阳明、手少阳经穴为主
    C. 足阳明、足太阴经穴为主
    D. 手阳明、足太阴经穴为主
    E. 足阳明、足厥阴经穴为主

60. 病人,女,38岁,前天下午因食不洁食物出现腹痛,经局部按摩后减轻,今早大便时发现痢下赤白,且有里急后重、肛门灼热之感,小便黄,脉滑数,苔黄腻。针灸时以

A. 手阳明、足太阴经穴为主　　　　　　B. 足阳明、足太阴经穴为主

C. 足厥阴、足阳明经穴为主　　　　　　D. 手、足阳明经和任脉经穴为主

E. 手、足三阳经穴为主

61. 病人,女,52岁,月经紊乱1年余,伴阵发性潮热,腰膝酸软,头晕耳鸣,舌红少苔,脉细数。针灸时以

A 足少阴、足厥阴经穴为主　　　　　　B. 足厥阴、足太阴经穴为主

C. 足太阴、足少阴经穴为主　　　　　　D. 任脉、足太阴、足少阴经穴为主

E. 足少阴、带脉经穴为主

62. 病人,女,32岁,因突发右下腹痛被送往医院急诊科。经查:右下腹麦氏点处有明显的压痛和反跳痛,结合实验室化验结果诊断为"肠痈",兼见发热恶寒、恶心、便秘,苔薄黄,脉数有力。针灸时除选阑尾穴外,还应取

A. 手、足阳明经穴　　　　　　　　　　B. 足阳明、足太阴经穴

C. 足阳明、足少阳经穴　　　　　　　　D. 足阳明、足太阴经穴

E. 足阳明、手少阳经穴

63. 病人,女,27岁,晨起后发现右侧项背牵拉疼痛,头向右侧倾斜,颈项活动受限。针灸治疗除局部取穴外,还可用

A. 督脉及足厥阴经穴　　　　　　　　　B. 手太阳、足少阳经穴

C. 足厥阴、足太阳经穴　　　　　　　　D. 足厥阴、足少阳经穴

E. 督脉及足太阳经穴

64. 病人,男,30岁,右上齿疼痛2天,伴龈肿口渴,口臭,便秘,脉滑数。某医师予针灸治疗,取穴合谷、颊车、下关,还应取

A. 手太阳经穴　　　　B. 足阳明经穴　　　　C. 手少阳经穴

D. 任脉穴　　　　　　E. 足厥阴经穴

65. 病人,女,41岁,咽喉不适、隐痛近10年。查:咽喉稍肿,色暗红,舌淡红,苔薄白,脉沉细。针灸时选

A. 手太阴、手少阴经穴　　　　　　　　B. 手太阴、手阳明经穴

C. 手太阴、足少阴经穴　　　　　　　　D. 手太阴、手少阳经穴

E. 手太阴、足阳明经穴

66. 病人,女,29岁,产后乳汁分泌量过少,乳房胀满疼痛明显,伴有脘痞食少,舌嫩红,苔薄黄。治疗时除取少泽穴外,还应选

A. 任脉及足阳明经穴　　　　　　　　　B. 足阳明经穴

C. 手太阳经穴　　　　　　　　　　　　D. 手少阳经穴

E. 任脉穴

67. 病人,男,61岁,已咳嗽10天,加重1周前来就诊,咳嗽剧烈时牵引胸胁疼痛,痰少而稠,面赤咽干,舌苔黄、少津,脉弦数。治疗应首选

A. 足阳明、手阳明经穴为主　　　　　　B. 手太阴、手阳明经穴为主

C. 手阳明、足厥阴经穴为主　　　　　　D. 足厥阴、手太阴经穴为主

E. 手太阴、足太阴经穴为主

68. 病人,女,31岁,恶寒发热3天且寒重热轻,伴有头身疼痛,鼻塞流涕,咳嗽,咳痰清稀,舌苔薄白,脉浮紧。治疗应首选

A. 手太阴、足太阳、手少阳经穴   B. 手少阴、手太阳、手太阴经穴

C. 手太阴、手阳明、足太阳经穴   D. 手太阴、手少阳、足少阳经穴

E. 手阳明、足阳明、手太阴经穴

69. 病人，男，61岁，家属代诉：病人于今日下午外出散步时突然昏仆，不省人事，半身不遂，目合口张，鼻鼾息微，遗尿，汗出，四肢厥冷，脉细弱。治疗应首选

   A. 督脉经穴   B. 任脉经穴   C. 背腧穴

   D. 足阳明经穴   E. 足厥阴经穴

70. 病人，女，56岁，两耳轰鸣，按之不减，听力减退，兼见烦躁易怒，咽干，便秘，脉弦。治疗应首选

   A. 手、足太阳经穴   B. 手、足少阴经穴   C. 手、足少阳经穴

   D. 手、足阳明经穴   E. 手、足厥阴经穴

71. 病人，男，56岁，2年前因腰部受伤导致下肢渐渐出现弛缓无力，且肌肉明显萎缩，功能活动受限，并感麻木、发凉、头晕，舌红少苔，脉细数。治疗应首选

   A. 督脉经穴   B. 太阳经穴   C. 厥阴经穴

   D. 少阳经穴   E. 阳明经穴

（72~74题共用题干）

病人，男，29岁，自诉心烦失眠、面赤身热4天，伴口渴喜冷饮，小便短赤，大便干燥。舌红苔黄，脉洪数。

72. 该病人病位在

   A. 手太阴肺经   B. 手厥阴心包经   C. 手少阴心经

   D. 手阳明大肠经   E. 手太阳小肠经

73. 此属

   A. 虚热证   B. 实热证   C. 阴盛格阳

   D. 阳盛格阴   E. 亡阳

74. 病人出现小便短赤，说明了

   A. 肺与小肠相为表里   B. 心包与三焦相为表里   C. 心与大肠相为表里

   D. 心与小肠相为表里   E. 肾与膀胱相为表里

（75~78题共用题干）

病人，男，28岁，1个月前因外伤致头痛，疼痛以后头部为主，阵阵发作，痛如锥刺，舌淡紫，脉涩。

75. 该病人头痛属于何经病变

   A. 足太阳经   B. 足少阴经   C. 足少阳经

   D. 足阳明经   E. 足厥阴经

76. 该头痛的性质属于

   A. 虚症   B. 实证   C. 表证

   D. 寒证   E. 热证

77. 治疗该病，除取病变经脉的腧穴外，还应加哪类穴位

   A. 补益气血   B. 平肝潜阳   C. 疏风解表

   D. 活血化瘀   E. 温通经络

78. 治疗该头痛应采取
    A. 毫针泻法　　　　　　B. 毫针补法　　　　　　C. 艾条灸
    D. 温针灸　　　　　　　E. 毫针平补平泻法

（79~81 题共用题干）

病人,女,38 岁,胃脘胀痛,攻痛连胁,近期嗳气频作,并呕逆酸苦,二便如常,舌苔薄白,脉沉弦。

79. 该病为
    A. 胃痛　　　　　　　　B. 嗳气　　　　　　　　C. 呕吐
    D. 胁痛　　　　　　　　E. 腹痛

80. 治疗时,除取足阳明经腧穴外,主要还应加
    A. 足厥阴经穴　　　　　B. 足太阴经穴　　　　　C. 督脉穴
    D. 任脉穴　　　　　　　E. 足少阴经穴

81. 该病的发生主要因为
    A. 木乘土　　　　　　　B. 木克土　　　　　　　C. 土侮木
    D. 土克水　　　　　　　E. 金克木

（82~86 题共用题干）

病人,男,27 岁,左侧牙齿疼痛 2 天,龈肿,按之痛剧,伴口臭,口渴,大便干,舌苔黄,脉洪。

82. 病人所患疾病的性质是
    A. 虚症　　　　　　　　B. 实证　　　　　　　　C. 虚实夹杂证
    D. 表证　　　　　　　　E. 半表半里证

83. 治疗时取何经穴位为主
    A. 手、足阳明经　　　　B. 手、足少阳经　　　　C. 手、足太阳经
    D. 督脉　　　　　　　　E. 任脉

84. 病变经脉与何经脉相表里
    A. 厥阴经　　　　　　　B. 太阴经　　　　　　　C. 少阴经
    D. 少阳经　　　　　　　E. 太阳经

85. 治疗操作时应采取
    A. 毫针补法　　　　　　B. 灸法　　　　　　　　C. 毫针泻法
    D. 皮肤针叩刺　　　　　E. 拔罐法

86. 治疗该病的关键点是
    A. 清泻心火　　　　　　B. 清泻胃火　　　　　　C. 清泻肝火
    D. 清泻肺火　　　　　　E. 清泻小肠热

（87~90 题共用题干）

病人,男,71 岁,诉上午弯腰搬花盆时突感腰部疼痛难忍,并伴有左下肢后侧的放射痛,行走时疼痛加重,由两人搀扶前来就诊。查体:腰阳关穴左侧靠近大肠腧穴处压痛明显,直腿抬高试验(+),舌苔薄白,脉沉紧。

87. 病人病变所涉及的经脉名称是
    A. 胃经　　　　　　　　B. 胆经　　　　　　　　C. 膀胱经
    D. 督脉　　　　　　　　E. 大肠经

88. 该经脉在体表的分布特点是
    A. 行于下肢外侧前缘　　B. 行于下肢外侧中央　　C. 行于下肢外侧后缘

　　D. 行于背腰正中　　　　　E. 行于下肢内侧前缘

89. 病变经脉与何经相表里

A. 肾经　　　　　　　B. 肝经　　　　　　　C. 肺经

D. 脾经　　　　　　　E. 心包经

90. 病变经脉起止的大概部位是

A. 起于胸止于手　　　B. 起于足止于头　　　C. 起于足止于腹、胸

D. 起于手止于头　　　E. 起于头止于足

（91~94 题共用题干）

　　病人，女，45 岁，某外企公司主管，由于平时工作繁忙，不仅经常无法按时吃饭、休息，而且还要耗费很多精力去处理高压事件，久而久之，变得很容易发脾气，还出现了便秘的情况。即使身体觉得很累，可躺在床上就是睡不着，好不容易睡着了，还很容易被惊醒，接着就无法再入睡。这让病人很焦虑，吃了不少药，但收效甚微，近期又出现了左侧头痛的症状。通过一段时间的经络调理后，病人暴躁、失眠、头痛的症状均大大改善。

91. 病人主要病变脏器是心、肝、脾，调理时先利用生物电能量疏通阻滞的心经、心包经、肝经等。其中心包经的分布特点是

A. 上肢内侧前　　　　B. 上肢内侧后　　　　C. 上肢内侧中

D. 上肢外侧后　　　　E. 上肢外侧中

92. 之后再以推拿手法按揉膀胱经、督脉，疏肝泻火，安神定志，调理脏腑。其中督脉的分布特点是

A. 沿腹胸正中线上行　B. 下肢外侧后　　　　C. 沿腹部两侧上行

D. 沿脊柱正中线上行　E. 下肢外侧中

93. 病人左侧头痛，应充分考虑经络的分布和走向。请问偏头痛主要考虑与什么经脉相关

A. 阳明经　　　　　　B. 太阳经　　　　　　C. 少阳经

D. 厥阴经　　　　　　E. 督脉

94. 肝气郁结日久，病人出现了左侧头痛。以下描述可以解释这种因果关系的是

A. 木生火　　　　　　B. 木克土　　　　　　C. 同气相求

D. 表里关系　　　　　E. 木侮土

（95~98 题共用题干）

　　病人，男，41 岁，主述右下腹疼痛 1 天。病人 1 天前无明显诱因突然出现脐周疼痛，继而转移至右下腹，痛处固定不移，伴有发热、恶心，便干，舌苔黄薄而腻，脉弦数。

95. 初步诊断可能是

A. 腹痛　　　　　　　B. 肠痈　　　　　　　C. 绕脐痛

D. 便秘　　　　　　　E. 呕吐

96. 若想确诊，还需要具备哪些体征

A. 麦氏点出现压痛、反跳痛　　　　　　B. 局部叩诊正常音

C. 按压时满腹疼痛　　　　　　　　　　D. 右下腹按压痛减

E. 直腿抬高试验阳性

97. 要进一步明确该病，首选的物理诊断项目是

A. 实验室检查　　　　B. B 超　　　　　　　C. 核磁

D. 螺旋 CT   E. 胸透

98. 治疗时应首选

A. 手、足阳明经穴   B. 手少阳、足阳明经穴   C. 手太阳、足阳明经穴

D. 手阳明、足太阴经穴   E. 任脉、足阳明经穴

二、名词解释

1. 经络
2. 十二经脉
3. 表里属络关系
4. 十二经脉之海
5. 奇经八脉

三、填空题

1. 十二经脉在体表左右对称地分布于头面、躯干和四肢,纵贯全身。阴经分布于_____和_____,上肢内侧是_____,下肢内侧是_____。

2. 冲脉为十二经脉之要冲,有总管全身气血的作用,故称为"_____""_____"。

3. 经络系统由_____和_____组成。

4. 十二经脉的循行走向与人体的气血运行方向是一致的,即《灵枢·逆顺肥瘦》所说的:"手之三阴,从脏走手;手之三阳,_____;足之三阳,从头走足;足之三阴,_____。

5. 十二经脉的命名是结合_____、_____、_____三方面来确定的。

6. 十二经脉的循环流注,始于_____经,依次传至_____经,复交于_____经。

7. 正经有十二,即_____和_____,合称为十二经脉,是运行气血的主要通道。

8. 带脉有总束_____的功能,故有"_____"之说。

9. 奇经八脉交叉贯穿于_____之间,加强了经脉联系,对十二经脉的气血起着_____和_____的调节作用。

10. 任,还有_____的意思,其脉起于胞中,在女子具有妊养胎儿的作用,故又有"_____"之说。

四、简答题

1. 十二经脉的走向如何?
2. 简述十二经在四肢的分布规律。
3. 十二经脉的交接规律如何?
4. 为什么说督脉为"阳脉之海",任脉为"阴脉之海"?
5. 简述经络的生理功能及临床应用。
6. 奇经八脉是怎样调节十二经气血的?

五、论述题

十二经脉有几组表里络属关系,有何意义?

(屈玉明)

第四章　病因病机

【重点提示】

一、病因的基本概念

病因又称致病因素,泛指一切可导致疾病发生的原因。病因学说是研究各种病因的概念、形成、性质及其致病特点的学说。"三因学说"把病因分为外因、内因和不内外因三大类。教材把病因分为外感病因、内伤病因、病理产物性病因和其他病因四大类。

二、六淫的基本概念和致病的共同特点

六淫是风、寒、暑、湿、燥、火六种外感病邪的总称。六淫致病的共同特点是外感性、季节性、地域性、相兼性、转化性等。

三、六淫的性质和致病特点

风为阳邪,轻扬开泄,易发阳位;风性善行而数变;风性主动;风为百病之长。寒为阴邪,易伤阳气;寒性凝滞主痛;寒性收引。暑为阳邪,其性炎热;暑性升散,易伤津耗气,暑多夹湿。湿为阴邪,易阻遏气机,损伤阳气;湿性重浊;湿性黏滞;湿性趋下。燥性干燥,易伤津液;燥易伤肺。火为阳邪,其性炎上;火性燔灼,易伤津耗气;火性急迫,易生风动血;火毒结聚,易致疮痛;火性躁动,易扰心神。

四、疠气的基本概念及致病特点

疠气又称疫气、疫毒、戾气、异气、毒气等,是一类具有强烈致病性和传染性的外感病邪。疠气引起的疾病称为"疫病""瘟病""瘟疫"。疠气的致病特点是传染性强,易于流行;发病急骤,病情危笃;一气一病,症状相似。

五、七情致病的特点

七情致病具有三个特点:一是直接伤及内脏,以心、肝、脾三脏最为多见;二是影响脏腑气机,怒则气上,喜则气缓,悲则气消,思则气结,恐则气下,惊则气乱;三是影响病情变化。

六、痰饮的概念、形成及致病特点

痰饮是由于多种致病因素作用于人体后,引起机体水液代谢障碍所形成的病理产物。痰饮可分为痰和饮两大类,两者同源而异流:稠浊者为痰,痰可分成有形之痰和无形之痰;清稀者

为饮,饮可分为痰饮、支饮、悬饮、溢饮四饮。外感六淫,或七情内伤,或饮食不节,导致肺、脾、肾及三焦功能失调,致津液代谢失常,均可聚湿而生痰饮。痰饮的致病特点有:阻滞气机,阻碍气血;易影响水液代谢;易于蒙蔽神明。痰饮的病证特点是:病证复杂,变化多端;病情缠绵,病程较长;舌苔多滑腻,脉象多弦滑。

七、瘀血的概念形成及致病特点

瘀血是指体内血行障碍,血液凝聚而形成的病理产物,又可能成为某些疾病的致病因素。"瘀血"与"血瘀"的概念有所不同,血瘀是指血液运行不畅或血液瘀滞不通的病理状态,属于病机学概念;而瘀血是指能继发新病变的病理产物,属于病因学概念。导致瘀血的常见原因有气滞致瘀、气虚致瘀、因寒致瘀、血热致瘀、血出致瘀。瘀血的致病特点有易于阻滞气机,阻碍血脉运行,影响新血生成。瘀血的病证特点是:疼痛如刺,痛有定处;肿块固定,质硬拒按;出血色紫黯有块;面色、口唇、肌肤、爪甲青紫、舌质青紫或有瘀斑等;脉象细涩、沉弦或结代等。

八、发病机制

正邪与发病:正气不足是发病的内在因素,邪气是发病的重要条件;正邪斗争的胜负决定发病与否。影响发病的因素:环境因素(包括气候因素、地域因素、社会因素),体质因素,精神因素。

九、邪正盛衰

1. 虚实病机　实,是以邪气亢盛为矛盾主要方面的一种病理变化,即"邪气盛则实";虚,是以正气亏虚为矛盾主要方面的一种病理变化,即"精气夺则虚"。

2. 虚实错杂　虚中夹实,是指以正虚为主,又兼夹实邪停留的病理变化;实中夹虚,是指以邪实为主,又兼有正气虚损的病理变化。

3. 虚实真假　真虚假实,是指疾病的本质为"虚",但表现出"实"的临床假象。真实假虚,是指疾病的本质为"实",但表现出"虚"的临床假象。

十、阴阳失调

1. 阴阳偏盛　阳偏盛,是指机体在疾病过程中所出现的阳气偏盛、功能亢进、热量过剩的病理状态,"阳胜则热","阳胜则阴病"。阴偏盛,是指机体在疾病过程中所表现的阴气偏盛、功能障碍或减退、产热不足以及病理性代谢产物积聚的病理变化,"阴胜则寒","阴盛则阳病"。

2. 阴阳偏衰　阳偏衰,是指机体阳气虚损、功能减退、产热不足的病理状态,"阳虚则寒"。阴偏衰,指机体的精、血、津液等物质亏损,从而导致阴不制阳,阳相对亢盛,功能活动虚性亢奋的病理状态,"阴虚则热"。

3. 阴阳互损　阴损及阳,是指阴液亏损较重,累及阳气化生不足或无所依附而耗散,从而形成以阴虚为主的阴阳两虚的病理变化。阳损及阴,是指阳气虚损较重,累及阴液化生不足,从而形成以阳虚为主的阴阳两虚的病理变化。

4. 阴阳格拒　阴盛格阳,是指阴寒之邪壅盛于内,逼迫阳气浮越于外,使阴阳之气不相维系、相互格拒的一种病理状态。阳盛格阴,是指热邪内盛,深伏于里,阳气被遏,不能外达体表、格阴于外的一种病理状态。

【疑难解析】

一、六淫与六气的联系与区别

六淫与六气既有联系,又有区别。六气是指风、寒、暑、湿、燥、火六种正常的自然界气候,正常的六气一般不易使人生病,但气候变化异常,超过一定限度,如六气的太过或不及,非其时而有其气,以及气候变化过于急骤,当人体正气不足,抵抗力下降时,机体不能与之适应,则可导致疾病的发生。六气由对人体无害而转化为有害,成为致病因素。能导致机体发生疾病的六气便称之为"六淫"。

二、水湿痰饮的异同

水湿痰饮是人体水液代谢障碍所形成的病理产物,是继发性病因之一。水、湿、痰、饮都是水液代谢障碍而致,同源而异流,四者之间既有联系,又有区别。一般认为,湿聚为水,积水成饮,饮凝成痰。

三、阴阳制约失常病机

阴阳学说认为,阴与阳之间存在着相互对立制约的关系。如果这种关系破坏,就会导致阴阳制约失常的病理状态。制约失常包括制约太过与不及两个方面。

四、阴阳格拒的病机与辨别

阴阳格拒,是阴盛格阳和阳盛格阴两种较为特殊的病理状态的合称。产生阴阳之间相互格拒、排斥的机制,主要是由于某些原因引起机体阴阳之间的盛衰过于悬殊,亢盛的一方壅盛于内,将衰弱的另一方格拒于外,迫使阴阳之气不相维系,从而形成阴盛格阳、阳盛格阴的复杂病理现象。

【方法指津】

一、把握中医病因学说的特点

中医病因学说认识方法具有解明的特点。一是"问诊求因",即通过询问发病的经过及相关情况,以推断其病因,如感受自然界的风寒暑湿,强烈的精神刺激,饮食不节,跌仆金刃,虫兽伤等,这些都是可见、可感知的病因,可通过问诊而得知。二是"取象比类",把疾病的症状体证广泛地与自然界某些事物现象进行联系比较,并加以概括,以此来认识各种病因的性质和致病特点。三是"辨证求因",也叫"审证求因",这是中医认识病因的特有方法和主要手段。一切疾病的发生都是某种致病因素作用于机体的结果。由于病因的性质和致病特点不同,机体对致病因素的反应各异,因而表现出来的症状和体征也各不相同。因此,根据疾病所反映出来的临床表现,通过分析其症状和体征来推求病因,从而为治疗用药提供依据,即"辨证求因",进而"审因论治"。

二、认识中医病因的相对性

中医病因学说认为,在病因与非病因之间具有相对性。如风、寒、暑、湿、燥、火六气在正常情况下是自然界正常的气候,其交替变化是万物生长的条件,也是人体赖以生存的外界环境,正常的六气一般不易使人生病。但是六气的变化具有一定的规律和限度,当气候变化异常,超过了一定限度,如六气的太过或不及,非其时而有其气,以及气候变化过于急骤,当人体正气不足、抵抗力下降时,机体不能与之相适应,则可导致疾病的发生。于是六气由对人体无害而转化为有害,成为致病的因素。又如,在正常情况下七情是人体对外界客观事物和现象所作出的七种不同的情感反应,是人体正常的功能状态,不会使人发病。只有当突然的、强烈的或持久的不良情志刺激,超过了人体心理承受和调节能力,引起脏腑气血功能紊乱,才会导致疾病的发生。

三、重视正气在疾病发生、发展和变化中的重要作用

中医发病学和病机学十分重视人体的正气,认为人体正气的强弱是决定疾病发生与否的内在根据,也认为正气的强弱在疾病发展、演变和转归中起着主导作用。人体正虚的程度与发病轻重也有一定的关系。一般而言,正气较强的人感受病邪后,正气即奋力抗邪,病位较浅,病邪易被驱除;而素体正气虚弱之人,往往待病邪侵入到一定程度后正气才能被激发,病位较深,病情较重。正气与邪气相互斗争也决定着疾病的发展、演变和转归,又决定着病证的虚实变化。疾病发生后,如果正气奋起抗御邪气,或正气日趋强盛以致邪气日衰或被祛除,疾病向好转或痊愈方向发展;相反,正气虚弱,机体抗邪无力,病势迅猛发展,病势日趋恶化,或转为迁延性或慢性病症,或留下后遗症,或死亡。

【测试习题】

一、选择题

1. 关于六淫致病的一般特点,以下哪一种说法欠妥

　　A. 多与季节气候、居处环境有关

　　B. 其致病途径可单独致病,又可合邪致病

　　C. 在一定条件下其病机的性质可相互转化

　　D. 具有病情重笃、症状相似、传染性强的特点

　　E. 多从肌表或口鼻而入

2. 既有季节特点,又不受季节限制,常为外感病先导的邪气是

　　A. 疠气　　　　　　　　B. 风邪　　　　　　　　C. 寒邪

　　D. 湿邪　　　　　　　　E. 热邪

3. 具有使气机收敛、腠理闭塞、经络筋脉挛急特性的邪气是

　　A. 风邪　　　　　　　　B. 湿邪　　　　　　　　C. 热邪

　　D. 寒邪　　　　　　　　E. 燥邪

4. 湿邪、寒邪的共同致病特点

　　A. 损伤阳气　　　　　　B. 阻遏气机　　　　　　C. 粘腻重浊

D. 凝滞收引　　　　　　E. 易袭阴位

5. 六淫中具有病程长、难以速愈特点的邪气是

A. 寒邪　　　　　　B. 热邪　　　　　　C. 风邪

D. 暑邪　　　　　　E. 湿邪

6. 暑邪伤人可见口渴喜饮,气短乏力,这是由于

A. 暑为阳邪,其性炎热　　　B. 暑邪挟湿,湿困脾阳　　　C. 暑性升散,耗气伤津

D. 暑邪伤气,湿热弥漫　　　E. 暑性炎热,腠理开泄

7. 有关疠气的概念,错误的是

A. 具有强烈的传染性　　　　　　　B. 与六淫致病相同

C. 无问大小,症状相似　　　　　　D. 发病急骤,来势凶猛

E. 通过空气和接触传染

8. 七情刺激易导致心气涣散的是

A. 喜　　　　　　B. 怒　　　　　　C. 悲

D. 恐　　　　　　E. 惊

9. 下列七情致病影响脏腑气机的表述,不正确的是

A. 恐则气乱　　　　　　B. 怒则气上　　　　　　C. 悲则气消

D. 思则气结　　　　　　E. 喜则气缓

10. "百病多由痰作祟"是指痰

A. 致病广泛　　　　　　B. 病势缠绵　　　　　　C. 阻滞气机

D. 阻碍气血　　　　　　E. 扰动神明

11. 瘀血引起出血的特点

A. 出血量多　　　　　　B. 出血颜色鲜明　　　　　　C. 出血量少

D. 出血伴有血块　　　　E. 出血色淡质清稀

12. 虚的病机概念主要是指

A. 卫气不固　　　　　　B. 正气虚损　　　　　　C. 脏腑功能低下

D. 气血生化不足　　　　E. 气化无力

13. 发病的基本原理是

A. 正气不足　　　　　　B. 感受邪气　　　　　　C. 环境因素

D. 邪正相搏　　　　　　E. 体质因素

14. 疾病发生的内在因素是

A. 邪气偏盛　　　　　　B. 正气不足　　　　　　C. 正盛邪衰

D. 邪盛正衰　　　　　　E. 正虚邪恋

15. "正气存内,邪不可干"是指

A. 正气充足,与邪抗争　　　　　　B. 邪气伤人,正气必然受损

C. 邪气是发病的重要条件　　　　　D. 正气旺盛,邪气难于入侵

E. 正盛邪衰

16. "邪之所凑,其气必虚"是指

A. 正气不足,无力抗邪　　　　　　B. 邪气伤人,必伤人体正气

C. 正气不足,邪气易于侵犯人体　　D. 正气不足,邪气亢盛

E. 正盛邪负

17. "大实有羸状"的病机是

    A. 实中夹虚   B. 虚中夹实   C. 真实假虚

    D. 真虚假实   E. 由实转虚

18. "至虚有盛候"的病机是

    A. 实中夹虚   B. 虚中夹实   C. 真实假虚

    D. 真虚假实   E. 由虚转实

19. 病人,男,46岁,肝硬化腹水,近期出现眩晕,震颤,四肢抽搐,角弓反张,颈项强直,其病因是

    A. 风邪   B. 寒邪   C. 暑邪

    D. 湿邪   E. 痰饮

20. 病人,男,16岁,因感冒而出现头晕头痛、头颈强痛、面肌麻痹等症状,反映了风邪的哪种性质

    A. 开泄   B. 善行而数变   C. 主动

    D. 易袭阳位   E. 以上均不是

21. 病人,男,24岁,患荨麻疹,皮肤瘙痒发无定处,此起彼伏,反映了风邪的哪种性质

    A. 开泄   B. 善行而数变   C. 主动

    D. 易袭阳位   E. 以上均不是

22. 病人,女,26岁,近期出现脘腹冷痛,得温则减,逢寒剧增,此表现是由于

    A. 气滞所致疼痛   B. 瘀血所致疼痛   C. 湿性粘滞重浊

    D. 寒性凝滞主痛   E. 以上皆不是

23. 病人,女,76岁,类风湿关节炎7年,近期感受寒邪后出现筋脉拘急、屈伸不利等症状,反映了寒邪的哪种性质

    A. 易伤阳气   B. 凝滞   C. 主痛

    D. 收引   E. 以上皆不是

24. 病人,女,17岁,正值长夏,近期出现不思饮食、脘痞腹胀、便溏不爽等症状,其病因是

    A. 风邪   B. 寒邪   C. 暑邪

    D. 湿邪   E. 燥邪

25. 病人,女,76岁,类风湿关节炎7年,关节疼痛重着,四肢酸困沉重,头重如裹,其病属湿邪,此证反映了湿邪的哪种性质

    A. 阻滞气机   B. 重浊   C. 粘滞

    D. 趋下   E. 以上皆不是

26. 病人,女,29岁,带下病,产后身痛,经行泄泻,常与何种病邪相关

    A. 寒邪   B. 热邪   C. 湿邪

    D. 燥邪   E. 风邪

27. 病人,女,66岁,慢性支气管炎12年,正值秋季,病人外出后出现干咳无痰或痰黏难咳、喘息胸痛等症状,其病因是

    A. 寒邪   B. 热邪   C. 湿邪

    D. 燥邪   E. 风邪

28. 病人,男,42岁,咽喉肿痛化脓,伴有目赤肿痛、口舌糜烂等症状,其病因是

    A. 风邪   B. 寒邪   C. 暑邪

    D. 湿邪   E. 火邪

29. 病人,男,46岁,肝硬化腹水,突然出现高热神昏、四肢抽搐、颈项强直、角弓反张等症状,其病因是

    A. 风性主动   B. 热极生风   C. 热易动血

    D. 热扰心神   E. 以上皆不是

30. 病人,男,32岁,中暑后出现四肢困倦、胸闷呕恶,大便溏而不爽等症状,反映了暑邪的哪种性质

    A. 暑性炎热   B. 暑多挟湿   C. 暑性升散

    D. 暑扰心神   E. 以上皆不是

31. 病人,女,40岁,因受精神刺激而气逆喘息,面红目赤,呕血,昏厥卒倒,其病机是

    A. 怒则气上   B. 悲则气消   C. 喜则气缓

    D. 思则气结   E. 恐则气下

32. 病人,女,40岁,因受精神刺激而出现心气涣散、神不守舍的原因是

    A. 恐则气下   B. 惊则气乱   C. 悲则气消

    D. 喜则气缓   E. 思则气结

33. 病人,女,40岁,因受精神刺激而出现气短胸闷,精神萎靡,倦怠乏力,原因是

    A. 恐则气下   B. 惊则气乱   C. 悲则气消

    D. 喜则气缓   E. 思则气结

34. 病人,女,40岁,因受精神刺激而出现心神不安,夜不能寐,甚至二便失禁,原因是

    A. 恐则气下   B. 惊则气乱   C. 悲则气消

    D. 喜则气缓   E. 思则气结

35. 病人,女,40岁,因受精神刺激而出现神无所归,虑无所定,惊慌失措,原因是

    A. 恐则气下   B. 惊则气乱   C. 悲则气消

    D. 喜则气缓   E. 思则气结

36. 病人,女,40岁,因受精神刺激而出现纳呆,便溏,甚至消瘦,原因是

    A. 恐则气下   B. 惊则气乱   C. 悲则气消

    D. 喜则气缓   E. 思则气结

37. 痰饮病人,症见恶心呕吐、胃脘痞满者,属于

    A. 痰浊上犯证   B. 痰阻心脉证   C. 痰气凝结证

    D. 痰停于胃证   E. 痰浊阻络证

38. 病人,男,38岁,呕吐清水痰涎,脘闷不食,头晕心悸,舌苔白腻,脉滑,经诊断为痰饮内阻证。下列不属于痰饮致病特点的是

    A. 致病广泛   B. 变化多端   C. 扰乱神明

    D. 局部刺痛   E. 阻滞气机

39. 病人,女,38岁,口渴,但欲漱水不欲咽,兼面色黧黑、肌肤甲错者,多见的病证是

    A. 痰饮内停   B. 瘀血阻滞   C. 热入营分

    D. 温病初起   E. 以上皆不是

40. 病人,男,26岁,近期出现脘腹胀满、厌食泛酸症状,最易导致病人出现此类情况的原因是

    A. 饮食五味偏嗜   B. 饮食不洁   C. 饮食过于偏热

    D. 摄食不足   E. 暴饮暴食

41. 病人,男,15 岁,因外出郊游时饮食不洁,当天即腹痛腹泻,下利黄糜,味臭,肛门灼热,舌红苔黄腻,脉滑数。下列中哪项不属于饮食不洁

    A. 不清洁食物   B. 不卫生食物   C. 偏嗜某种食物

    D. 有毒食物   E. 陈腐变质食物

42. 病人,男,23 岁,偏嗜羊肉、狗肉、烧烤等辛温燥热之品,最易导致下列哪种病证

    A. 肺肠积热   B. 大便泄泻   C. 胃肠积热

    D. 肝胆积热   E. 口淡口苦

43. 病人,男,43 岁,因长时期从事体力劳动而又得不到相应休息,积劳成疾,出现气短乏力、倦怠懒言、精神疲惫、形体消瘦等症状,属于下列

    A. 劳力过度   B. 劳神过度   C. 房劳

    D. 久卧   E. 久行

44. 病人,女,48 岁,因平时缺乏体育锻炼,出现肥胖臃肿,精神不振,甚至动则心悸气喘,属于下列

    A. 劳力过度   B. 劳神过度   C. 房劳

    D. 过逸   E. 久行

45. 病人,女,27 岁,身患外感实热病证,兼见喘喝,气不能接续,甚则心悸气短。其病机是

    A. 实中夹虚   B. 虚中夹实   C. 真虚假实

    D. 真实假虚   E. 因虚致实

46. 病人,男,38 岁,胃肠热盛,大便秘结,腹满硬痛而拒按,潮热,神昏谵语,但又兼见面色苍白,四肢厥冷,精神委顿。其病机是

    A. 虚中夹实   B. 真实假虚   C. 由实转虚

    D. 真虚假实   E. 实中夹虚

47. 病人,女,27 岁,急性发病,壮热,烦渴,面红目赤,尿黄,便干,舌苔黄。其病机是

    A. 阳盛格阴   B. 阳损及阴   C. 阳热偏盛

    D. 阳盛伤阴   E. 阴盛格阳

48. 病人,女,58 岁,先见高热气粗、面红目赤,后突然面白肢冷、脉微欲绝,属于

    A. 重阳必阴   B. 重阴必阳   C. 阴阳两虚

    D. 阳消阴长   E. 阳损及阴

49. 某病人发热,微恶风寒,口微渴,舌尖边红,咽喉肿痛,咳嗽,痰稠黄色,苔薄黄,脉浮数。导致本证的病邪是

    A. 风邪、湿邪   B. 风邪、寒邪   C. 风邪、热邪

    D. 风邪   E. 热邪

50. 某病人肢体冷痛,关节屈伸不利,其主要机制为

    A. 寒性凝滞   B. 湿性粘滞   C. 寒阻遏气机

    D. 风性主动   E. 寒邪直中少阴

51. 某病人干咳少痰,痰中带血,口唇鼻咽干燥,身热恶寒,无汗,苔薄白而干,脉浮。导致本证的主要病邪是

    A. 寒邪   B. 暑邪   C. 湿邪

    D. 燥邪   E. 火邪

52. 某病人心烦失眠,面赤口渴,身热溲黄便干,口舌生疮,溃烂疼痛,舌尖红绛,脉数有

力,证属

  A. 风热犯肺证   B. 燥邪犯肺证   C. 心火亢盛证

  D. 肝火犯肺证   E. 肝胆湿热证

53. 某病人高热 3 天,突然出现四肢抽搐,目睛向上,角弓反张,神昏谵语,舌质红锋,苔黄面干,脉数有力,此属

  A. 阳亢化风   B. 热极生风   C. 火热内闭

  D. 肝阴耗损   E. 阴虚生风

54. 病儿,6 岁,肛门奇痒,夜间尤甚,睡眠不安,近日胃纳减少,身体消瘦,其病可能是

  A. 钩虫病   B. 蛔虫病   C. 绦虫病

  D. 蛲虫病   E. 饮食积滞

55. 某病人面色黧黑,肌肤甲错,局部有青紫色肿块,刺痛,拒按,舌色紫黯,脉涩,此病因是

  A. 风湿   B. 瘀血   C. 痰饮

  D. 结石   E. 寒湿

56. 某病人面目肌肤发黄,色泽鲜明如橘皮,脘腹痞闷,纳呆呕恶,便溏尿黄,肢体困重,渴不多饮,舌红苔黄腻,脉象濡数。此证属

  A. 痰湿阻肺   B. 寒湿困脾   C. 湿热蕴脾

  D. 寒滞肝脉   E. 食滞胃脘

57. 某病人 1 周前外感发热,经治疗后逐渐痊愈,1 天前因过食辛辣油腻饮食,热势复发,病属

  A. 药复   B. 食复   C. 继发

  D. 劳复   E. 重感

58. 某病人发热 1 天,2 天前冒风饮冷后出现发热恶寒,咳嗽,腹痛,腹泻,病属

  A. 合病   B. 复发   C. 继发

  D. 徐发   E. 并病

59. 某病人素有哮喘,时作时休,2 天前因过度劳累而发作,病属

  A. 疾病少愈即复发   B. 休止与复发交替   C. 过时而发病

  D. 急发与缓解交替   E. 重感外邪致复

60. 某病人见五心烦热、骨蒸潮热、盗汗、舌红少苔、脉细数等症,其病机主要是

  A. 阳盛则热   B. 阴虚则热   C. 阴盛格阳

  D. 阳盛格阴   E. 津枯血燥

61. 某病人见壮热、口渴、心烦、面红、目赤、舌红、脉数等症,其病机主要是

  A. 气郁化火   B. 阳盛则热   C. 阴虚阳亢

  D. 阴盛格阳   E. 阴虚则热

62. 某病人久病痨热,见心烦,鼻咽干燥,肌肉消瘦,皮肤干燥,瘙痒,皮屑过多,舌红少津,多为

  A. 津亏血瘀   B. 气随津脱   C. 津枯血燥

  D. 血瘀水停   E. 阴虚火旺

63. 某病人热病后期,出现筋惕肉瞤,手足蠕动,脉细,舌红少苔,多为

  A. 肝阳化风   B. 血虚生风   C. 热极生风

    D. 阴虚生风　　　　　　E. 血燥生风

（64、65 题共用题干）

病人，女，36 岁，近一段时间皮肤出现苍白色风团，时隐时现，发无定处，骤起骤退，消退后不留任何痕迹，瘙痒剧烈，经诊断为荨麻疹。

64. 病人的病因属于六淫中的

    A. 风邪　　　　　　　　B. 湿邪　　　　　　　　C. 热邪

    D. 暑邪　　　　　　　　E. 寒邪

65. 下列与此病关系最为密切的是

    A. 轻扬开泄　　　　　　B. 粘腻重着　　　　　　C. 善行数变

    D. 伤津耗气　　　　　　E. 凝滞收引

（66~68 题共用题干）

病人，女，27 岁，因过食生冷而出现脘腹冷痛，遇寒加剧，得温痛减，恶心呕吐，吐后反舒，苔白脉沉紧。

66. 病人的病机为

    A. 寒湿困脾证　　　　　B. 脾阳虚证　　　　　　C. 胃阳虚证

    D. 饮留胃肠证　　　　　E. 寒滞胃肠证

67. 该病邪致病，多见疼痛症状的主要原因是

    A. 其为阴邪，易伤阳气　　　　　　　　B. 其性收引，气机收敛

    C. 客于肌表，卫阳被郁　　　　　　　　D. 其性凝滞，气血阻滞

    E. 以上皆是

68. 与该病邪致病最无关的症状是

    A. 肢体疼痛　　　　　　B. 便溏不爽　　　　　　C. 筋脉屈伸不利

    D. 痛肿疮疡　　　　　　E. 小便频数

（69~71 题共用题干）

病人，女，26 岁，久居成都，近 1 个月出现面垢多眵，胸闷腹胀，大便溏泄，时发下痢脓血，小溲浑浊不清，舌苔白厚腻，脉濡滑。

69. 病人的病因属于六淫中的

    A. 风邪　　　　　　　　B. 湿邪　　　　　　　　C. 热邪

    D. 暑邪　　　　　　　　E. 寒邪

70. 此病证反映了该病邪的哪个性质

    A. 重着　　　　　　　　B. 粘腻　　　　　　　　C. 趋下

    D. 秽浊　　　　　　　　E. 类水

71. 此病证多发于哪个季节

    A. 春　　　　　　　　　B. 夏　　　　　　　　　C. 长夏

    D. 秋　　　　　　　　　E. 冬

（72、73 题共用题干）

病人，3 岁，发热 3 天，伴咳嗽流涕，查体见颊黏膜近臼齿处微小灰白色斑点，苔薄白，脉浮数，经诊断为麻疹。

72. 病人属于以下哪类病因

    A. 六淫　　　　　　　　B. 疠气　　　　　　　　C. 劳逸

D. 饮食　　　　　　　　E. 七情

73. 该病因与六淫的区别不包括
　　A. 传染性强　　　　　B. 外感性　　　　　　C. 病情严重
　　D. 易于流行　　　　　E. 症状相似

（74、75 题共用题干）

病人，女，67 岁，因老伴去世过度悲伤痛哭，随后出现口周麻木，手足抽搐，查血 $PaCO_2$ 27mmHg，CO_2CP 38%。

74. 病人的病因属于七情致病中的
　　A. 过怒　　　　　　　B. 过喜　　　　　　　C. 忧思
　　D. 过悲　　　　　　　E. 过恐

75. 最易损伤哪个脏腑
　　A. 心　　　　　　　　B. 肝　　　　　　　　C. 脾
　　D. 肺　　　　　　　　E. 肾

（76、77 题共用题干）

病人，女，44 岁，患有特发性血小板减少性紫癜，现下肢皮肤紫斑，月经血块多，色紫黯，面色黧黑，眼睑色青，舌紫暗有瘀斑，脉细涩。

76. 病人属于以下哪类病因
　　A. 六淫　　　　　　　B. 疠气　　　　　　　C. 瘀血
　　D. 痰饮　　　　　　　E. 七情

77. 若病人出现疼痛，其特点为
　　A. 窜痛　　　　　　　B. 胀痛　　　　　　　C. 灼痛
　　D. 刺痛　　　　　　　E. 重痛

（78、79 题共用题干）

病人，女，67 岁，久病，纳食减少，疲乏无力，腹部胀满，但时有缓减，腹痛而喜按，舌胖嫩而苔润，脉细弱而无力。

78. 病人的病机为
　　A. 真实假虚　　　　　B. 真实病证　　　　　C. 真虚假实
　　D. 真虚病证　　　　　E. 虚中夹实证

79. 病证的虚实变化主要取决于
　　A. 气血的盛衰　　　　B. 邪正的盛衰消长　　C. 气机失调
　　D. 脏腑阴阳失调　　　E. 体质的强弱

（80、81 题共用题干）

病人，男，87 岁，年高体衰，病属虚寒。久已卧床不起，今日晨起突然面色泛红，烦热不宁，语言增多，并觉口渴喜饮，舌淡，脉大而无根。

80. 病人的病机为
　　A. 真热假寒　　　　　B. 表热里寒　　　　　C. 表寒里热
　　D. 由寒转热　　　　　E. 真寒假热

81. 以阴阳失调来阐释真寒假热，其病机是
　　A. 阴阳偏盛　　　　　B. 阳偏衰　　　　　　C. 阴阳格拒
　　D. 阴阳互损　　　　　E. 阴阳离决

（82~84 题共用题干）

病人，女，36 岁，1 个月前因长时间暴露于冷空气中，继而出现皮肤瘙痒，周身可见时隐时现、边缘清楚、红色或白色的风团，单个风团持续不超过 24~36 小时，消退后不留痕迹。

82. 其致病因素为
    A. 外感六淫　　　　　B. 内伤饮食　　　　　C. 痰饮
    D. 瘀血　　　　　　　E. 七情过激

83. 该病人感受的邪气最可能为
    A. 风邪　　　　　　　B. 寒邪　　　　　　　C. 暑邪
    D. 湿邪　　　　　　　E. 火邪

84. 有关该致病因素的描述，以下正确的是
    A. 风为百病之长　　　B. 寒性凝滞　　　　　C. 风性善行而数变
    D. 湿性粘滞　　　　　E. 寒性收引

（85、86 题共用题干）

病人，男，54 岁，患高血压 8 年。近日来急躁易怒，失眠头痛，脉弦数。

85. 急躁易怒的原因是
    A. 肝气郁结　　　　　B. 肝气上逆　　　　　C. 肺气不宣
    D. 肾不纳气　　　　　E. 脾气不升

86. 病人在病变过程中，常出现的是
    A. 面红口赤　　　　　B. 闷闷不乐　　　　　C. 多愁善虑
    D. 肠鸣腹泻　　　　　E. 腹胀腹痛

二、名词解释

1. 病因
2. 病因学说
3. 辨证求因
4. 六气
5. 六淫
6. 疠气
7. 七情内伤
8. 瘀血
9. 结石
10. 痰饮
11. 病机
12. 正气
13. 邪气
14. 阳损及阴
15. 亡阳

三、填空题

1. _____性干涩，_____性善行数变，_____性炎上。

2. 既是病理产物,又是致病因素的是指_____、_____、_____。

3. _____是中医学探求病因的最主要方法。

4. 病机十九条中指出"_____,皆属于肝,诸湿肿满,皆属于_____"。

5.《素问·太阴阳明论》说:"伤于_____者,上先受之。"

6. 过劳是指_____,_____和_____。

7.《素问·热论》说:"先夏至日者为病_____,后夏至日者为病_____。"

8. 风痹又称_____,寒痹又称_____,湿痹又称_____。

9. 六淫传入的途径主要是_____或_____。

10. 七情致病除七情刺激强度外,还与机体的_____能力和_____能力有关。

11. 内生五邪包括内风、_____、_____、_____、_____。

12. 水湿痰饮都是人体的津液在_____、_____过程中发生障碍,停留在体内的病理产物。

13. 一般将蛇毒分为_____、_____、_____三类。

14. 冻伤分为_____冻伤,又称_____;_____冻伤,又称_____两类。

15. 广义的痰饮证是_____、_____、_____、_____四种痰饮病证的总称。

16. 先天性致病因素主要包括_____和_____。

17. 瘀血所致之出血,通常表现为_____和_____。

18. 正气不足是发病的_____,邪气是发病的_____。

19. 邪正相搏决定发病与否,若_____则不发病;_____则发病。

20. 发病类型包括_____,_____,_____,_____,_____。

21. 正气与邪气之间的矛盾斗争关系,主要表现为_____和_____两方面。

22. 继发,是指在_____的基础上,继而发生新的疾病。

23. 促使疾病复发的因素有三:一是_____,二是_____,三是_____,三者交错作用而使旧病复发。

24. _____则实,_____则虚。

25. "大实有羸状"是_____证,"至虚有盛候"是_____证。

26. 虚中夹实是指以_____为主,又兼夹_____的病理变化。

27. 实中夹虚是指以_____为主,又兼夹_____的病理变化。

28. _____是疾病发生的内在根据。

29. 阳偏盛临床表现为_____证;阴偏衰临床表现为_____证。

30. 阳盛格阴的本质是_____;阴盛格阳的本质是_____。

四、简答题

1. 何谓病因?中医学的病因包括哪些内容?

2. 六淫致病有哪些共同特点?

3. 为什么说风为百病之长?

4. 疠气有哪些致病特点?

5. 七情内伤是怎样形成的?

6. 简述七情致病的特点。

7. 体质因素对发病有何影响?

8. 精神因素对发病的影响如何?

9. 复病的特点有哪些?

10. 何谓基本病机? 主要包括哪些方面?

11. 邪正盛衰与疾病转归的关系如何?

12. 形成虚实错杂病理变化的原因是什么?

五、论述题

1. 六淫邪气与疫疠在致病上有何异同?

2. 什么说病因与非病因之间只是相对的?

3. 为什么说正气不足是疾病发生的内在根据?

(梁小利)

第五章 诊 法

【重点提示】

一、失神

失神又称无神,主要表现为精神萎靡,表情淡漠,目光晦暗,瞳神呆滞,语言不清,呼吸气微或喘促,面色无华,或神昏谵语,循衣摸床,撮空理线,或两手握固,牙关紧闭等。提示脏腑精气虚衰,病情严重,预后较差。

二、假神

假神指危重病人突然出现精神暂时好转的假象。如神志昏迷不清,目无光彩,不欲语言,突然目光明亮,神志清醒,精神转佳,语言不休,欲见亲人;或面色晦暗,突见两颧发红,面赤如妆;或不欲饮食,突然食欲大增,甚则暴饮暴食等。这是脏腑精气衰竭、阴阳离决的先兆,即所谓"回光返照""残灯复明"。

三、五色主病

青色主寒证、痛证、瘀血、惊风。赤色主热证。黄色主虚证、湿证。白色主虚证、寒证、失血证。黑色主肾虚证、寒证、水饮证、瘀血证。

四、问寒热

寒热是疾病过程中常见的症状。恶寒发热,多见于外感病初期,是表证的特征。恶寒重,发热轻,为风寒表证;发热重,恶寒轻,为风热表证;发热轻而恶风自汗,是太阳中风证。寒热往来,见于少阳病和疟疾。但热不寒,多属里热证。但寒不热,多属里寒证。

五、有汗无汗、出汗时间

有汗无汗:表证有汗多为中风表虚证,或表热证。表证无汗多属表实证。
出汗时间:时时汗出不止,活动后更甚者,为自汗,多见于气虚证或阳虚证。入睡后汗出,醒则汗止,称为盗汗,多属阴虚证。

六、不同疼痛

胀痛是气滞作痛的特征;刺痛为瘀血致病的特征之一;绞痛为实证的疼痛特征;隐痛为虚

证的疼痛特征；重痛多因湿邪困阻气机所致；冷痛多因寒邪阻络或阳气不足所致；灼痛多为火邪窜络或阴虚火旺。

七、正常脉的表现

平脉形态是三部有脉，一息四到五至，不浮不沉，不大不小，从容和缓，柔和有力，节律一致，尺部沉取应指有力，并随生理活动和气候环境的不同而有相应的正常变化。平脉有胃、神、根三个特点：有胃即脉象不快不慢，不浮不沉，从容和缓，节律一致；有神即脉象柔和有力；有根即尺部沉取有力。

【疑难解析】

一、斑与疹的鉴别

斑为点大成片，平铺于皮肤，抚之不碍手，压之不褪色；疹为点小如粟，高出皮肤，抚之碍手，压之褪色。

二、青紫舌有寒热之分

舌青紫湿润，苔白而滑，多为寒凝血瘀；舌青紫深绛，苔少而干，多为热毒炽盛，热入营血证。

三、腐苔与腻苔区别

苔质颗粒细腻致密，刮之不脱，上面罩一层油腻状黏液，称为腻苔，主湿浊、痰饮、食积；苔质颗粒粗大疏松，如豆腐渣堆铺于舌面，揩之可去，称为腐苔，主食积胃肠，痰浊内蕴。

四、谵语和郑声区别

谵语为神志不清，语无伦次，声高有力，多是热扰心神之实证；郑声为神志不清，语言重复，时断时续，声音低弱者，多是心气大伤，神无所依之虚证。

五、恶寒与畏寒的区别

寒有恶寒和畏寒之分，病人自觉怕冷，多加衣被或近火取暖，仍不缓解的，为恶寒；若久病体弱怕冷，加衣被或近火取暖而寒冷有所缓解的，为畏寒。新病恶寒，恶寒发热多见于表证，但寒不热多见于里实寒证；久病畏寒，多见于阳虚证。

六、正常脉象胃、神、根的含义

有胃气的特点是徐和、从容、软滑；脉之有神是指有力柔和、节律整齐；脉之有根主要表现在尺脉有力、沉取不绝。

【方法指津】

一、必须四诊合参

望、闻、问、切四种诊法,各有其独特作用,但又是相互联系,相互补充,不可分割的。因此,在临床运用时,必须将它们有机地结合起来,即"四诊合参",才能全面、系统、真实地了解病情,作出正确的判断。

二、重视实践,实事求是

本章节实践性很强,所以不但要精读书本,还要结合典型病例进行实训,把理论学习与临床实践紧密地结合起来。实践帮助理论的理解贯通,理论帮助实践能力的不断提高。

三、整体观念贯穿辨证始终

人体是以五脏为中心的有机整体,脏腑之间,脏腑与各组织、器官之间在生理上互相联系、病理上互相影响。因此,诊断疾病时要在四诊合参的基础上,广泛收集各种症状,进行综合分析,全面正确地判断病情,避免简单片面地诊断和治疗。

【测试习题】

一、选择题

1. 假神的病机是
   A. 阴阳俱虚　　　　　　B. 气血两虚　　　　　　C. 阴虚阳亢
   D. 阴阳离决　　　　　　E. 以上都不是
2. 形成面色黄的原因主要是
   A. 阴虚内热　　　　　　B. 脾肾阳虚　　　　　　C. 心肺气虚
   D. 寒湿内盛　　　　　　E. 脾虚湿蕴
3. 观察舌苔的有无,可判断
   A. 津液的存亡　　　　　B. 胃气的有无　　　　　C. 湿浊的消长
   D. 邪气的深浅　　　　　E. 正气的盛衰
4. 舌根候何脏腑的病证
   A. 脾胃　　　　　　　　B. 心肺　　　　　　　　C. 肝胆
   D. 肾　　　　　　　　　E. 三焦
5. 既主寒证,又主热证的舌象是
   A. 淡白舌　　　　　　　B. 红舌　　　　　　　　C. 绛舌
   D. 青紫舌　　　　　　　E. 芒刺舌
6. 舌体胖大,边有齿印,多为
   A. 心血虚　　　　　　　B. 肺气虚　　　　　　　C. 脾虚湿盛
   D. 肝血虚　　　　　　　E. 肾阴虚

7. 观察舌苔以辨别疾病寒热属性的主要依据是
    A. 舌苔的润燥   B. 舌苔的厚薄   C. 舌苔有根无根
    D. 舌苔的颜色   E. 舌苔是否剥脱

8. 病人诊断为脾胃气虚,气血不足,面色多表现为
    A. 白   B. 晦黄   C. 淡黄、枯槁无光
    D. 面黄虚浮   E. 苍白

9. 病人出现小儿惊风,其典型面色是
    A. 面色淡青或青紫   B. 面色与口唇青紫   C. 眉间、鼻柱、唇周发青
    D. 面色青黄   E. 面色白而泛红如妆

10. 病人,女,59 岁,白天时有汗出,活动后尤甚。此病人为
    A. 盗汗   B. 绝汗   C. 自汗
    D. 大汗   E. 战汗

11. 久病重病病人突然精神好转,食欲大增,颧赤如妆,语言不休,此属
    A. 有神   B. 无神   C. 假神
    D. 神志异常   E. 少神

12. 病人目眦赤,多属
    A. 肺火   B. 肝经风热   C. 心火
    D. 肝火   E. 肾火

13. 小儿睡眠露睛,多由于
    A. 脾虚气血不足   B. 肾虚阴精亏耗   C. 津液亏耗
    D. 肝经风热   E. 肝风内动

14. 病人形体肥胖,面色无华,精神不振者,多为
    A. 阳气不足   B. 阴血不足   C. 精气衰竭
    D. 津液亏虚   E. 痰火内蕴

15. 病人,男,15 岁,突然昏倒,口吐涎沫,四肢抽搐,醒后如常,可见于
    A. 癫痫病   B. 狂病   C. 中风
    D. 脏躁   E. 梅核气

16. 病儿,2 岁半,囟门仍然未闭,多属
    A. 温热上攻   B. 吐泻伤津
    C. 气血衰少   D. 肾气不足发育不良
    E. 肾阴不足虚火上炎

17. 病人,男性,31 岁,外感后突然出现喑哑,可能与哪一脏有关
    A. 脾   B. 三焦   C. 肝
    D. 肺   E. 肾

18. 病人舌面出现乳头增生、肥大,高起如刺,摸之棘手,称为
    A. 胖大舌   B. 裂纹舌   C. 齿痕舌
    D. 芒刺舌   E. 以上都不是

(19、20 题共用题干)
病人,女,69 岁,精神抑郁,表情淡漠,沉默痴呆,喃喃自语,喋喋不休,见人则止,不思
饮食。

19. 此病人为
    A. 谵语　　　　　　　　B. 郑声　　　　　　　　C. 独语
    D. 癫证　　　　　　　　E. 狂证

20. 此病人舌象是
    A. 舌淡苔白　　　　　　B. 舌红苔黄腻　　　　　C. 青紫舌
    D. 芒刺舌　　　　　　　E. 齿痕舌

（21~24 题共用题干）

病人，男，23 岁，2 天前因受凉后出现精神不振，倦怠乏力，恶寒，高热，汗出，鼻塞，流浊涕，咽喉红肿疼痛，口渴，便秘尿赤，脉浮数。

21. 其舌苔应是
    A. 白厚　　　　　　　　B. 薄黄　　　　　　　　C. 黄腻
    D. 花剥　　　　　　　　E. 白腻

22. 观察中见其舌尖为红色，脏腑在舌面上的分布，一般认为舌尖属于
    A. 肾　　　　　　　　　B. 脾胃　　　　　　　　C. 心肺
    D. 肝胆　　　　　　　　E. 大小肠

23. 从望神观察，该病人属于
    A. 得神　　　　　　　　B. 失神　　　　　　　　C. 假神
    D. 神乱　　　　　　　　E. 少神

24. 病人从闻诊方面观察，他的咳嗽是
    A. 干咳无痰　　　　　　B. 咳声低弱　　　　　　C. 咳声有力
    D. 重浊痰稠　　　　　　E. 咳有金属声

（25~27 题共用题干）

病人，女，65 岁，近日出现每到夜间汗出，伴有形体消瘦，手足心热，口渴，心烦，大便秘结，脉细数，诊断为阴虚潮热。

25. 阴虚潮热的特点是
    A. 午后低热　　　　　　B. 身热不扬，午后热甚　　C. 夏季长期微热
    D. 壮热　　　　　　　　E. 寒热往来

26. 病人可能出现的舌象是
    A. 舌质淡白　　　　　　B. 青紫舌　　　　　　　C. 舌苔白厚
    D. 舌质红绛或少苔　　　E. 舌苔黄腻

27. 此病人应给予的护理方法为
    A. 化痰法　　　　　　　B. 补阴法　　　　　　　C. 祛湿法
    D. 清热法　　　　　　　E. 解表法

28. 滑脉的表现为
    A. 来盛去衰　　　　　　B. 厥厥动摇　　　　　　C. 浮大中空
    D. 往来流利　　　　　　E. 轻刀刮竹

29. 正常脉象是指
    A. 沉取有力　　　　　　B. 和缓有力　　　　　　C. 节律一致
    D. 从容不迫　　　　　　E. 以上都是

30. 气滞头痛的特点是
    A. 刺痛　　　　　　　B. 绞痛　　　　　　　C. 掣痛
    D. 隐痛　　　　　　　E. 胀痛

31. 两侧头痛属于什么经头痛
    A. 少阳经　　　　　　B. 太阳经　　　　　　C. 阳明经
    D. 太阴经　　　　　　E. 厥阴经

32. 右手寸口脉关部分属脏腑是
    A. 肺　　　　　　　　B. 肝胆　　　　　　　C. 脾胃
    D. 肾　　　　　　　　E. 命门

33. 下列哪项与弦脉所主病症无关
    A. 肝病　　　　　　　B. 痛证　　　　　　　C. 痰饮
    D. 宿食　　　　　　　E. 胆病

34. 邪热炽盛多表现为
    A. 口渴不欲饮　　　　　　　　　　B. 口不渴
    C. 口渴喜冷饮　　　　　　　　　　D. 口渴欲饮,饮入即吐
    E. 口干喜热饮

35. 瘀血头痛的临床特点是
    A. 头晕胀痛　　　　　B. 头痛如昏　　　　　C. 痛有定处
    D. 头痛且空　　　　　E. 头痛如裹

36. 病人,女,48岁,经常腰膝酸软,手足心灼热,可能与哪一脏有关
    A. 心　　　　　　　　B. 肺　　　　　　　　C. 肝
    D. 脾　　　　　　　　E. 肾

37. 病人,男,73岁,脉诊三部举之无力、按之空虚的是
    A. 浮脉　　　　　　　B. 革脉　　　　　　　C. 芤脉
    D. 散脉　　　　　　　E. 虚脉

38. 某病人的脉象表现为浮大有力,脉形宽大,来盛去衰,此脉是
    A. 浮脉　　　　　　　B. 洪脉　　　　　　　C. 实脉
    D. 大脉　　　　　　　E. 散脉

39. 病人,女,49岁,入睡后汗出,醒则汗止,此病人为
    A. 盗汗　　　　　　　B. 绝汗　　　　　　　C. 自汗
    D. 大汗　　　　　　　E. 战汗

40. 病人,男,31岁,近期体重下降,食欲减退,可能与哪一脏有关
    A. 心　　　　　　　　B. 肺　　　　　　　　C. 肝
    D. 脾　　　　　　　　E. 肾

41. 病人自觉发热、两颧潮红多属于
    A. 气虚证　　　　　　B. 血虚证　　　　　　C. 寒证
    D. 阴虚证　　　　　　E. 阳虚证

42. 病人,男,69岁,脉象表现为脉来应指有力,如按琴弦,此脉是
    A. 浮脉　　　　　　　B. 洪脉　　　　　　　C. 实脉

D. 弦脉 　　　　　　　　E. 散脉

43. 病人,男,22 岁,症见头项强痛,鼻塞,流清涕,伴随恶寒,发热。请问该病人病位在
　　A. 少阳经 　　　　　　B. 太阳经 　　　　　　C. 阳明经
　　D. 太阴经 　　　　　　E. 厥阴经

44. 病人,女,45 岁,自诉前额头痛 5 年。初步判断该病人病位在哪一经
　　A. 少阳经 　　　　　　B. 太阳经 　　　　　　C. 阳明经
　　D. 太阴经 　　　　　　E. 厥阴经

45. 病人,男,35 岁,寒战与壮热交替发作,发有定时,并伴有头痛、口渴、多汗等症,常见于可能患有
　　A. 少阳病 　　　　　　B. 阳明病 　　　　　　C. 表实证
　　D. 表虚证 　　　　　　E. 疟疾

46. 病人,男,75 岁,小便频数,量多色清,夜间尤甚,多为
　　A. 肾精不足 　　　　　B. 肾虚水泛 　　　　　C. 膀胱湿热
　　D. 肾阴不足 　　　　　E. 肾阳不足

47. 病人,男,40 岁,两年来经常汗出,以头面部为多,运动后汗出更甚,并伴有精神不振、倦怠乏力、少气懒言之症,且动辄感冒。查体:面色淡白无华,舌淡苔白,脉虚弱。此病人的出汗属于
　　A. 气虚自汗 　　　　　B. 阴虚盗汗 　　　　　C. 战汗
　　D. 亡阴之汗 　　　　　E. 亡阳之汗

(48~51 题共用题干)

病人,男,31 岁,脉象轻取即得,重按反减。

48. 此病人脉为
　　A. 浮脉 　　　　　　　B. 沉脉 　　　　　　　C. 迟脉
　　D. 数脉 　　　　　　　E. 滑脉

49. 此病人最可能是
　　A. 热证 　　　　　　　B. 寒证 　　　　　　　C. 阴证
　　D. 表证 　　　　　　　E. 虚证

50. 如果脉象除上述表现外,还有一息五至以上,此脉为
　　A. 浮迟脉 　　　　　　B. 浮数脉 　　　　　　C. 沉迟脉
　　D. 沉数脉 　　　　　　E. 弦滑脉

51. 脉象浮而细软,此病人脉为
　　A. 弦脉 　　　　　　　B. 浮脉 　　　　　　　C. 虚脉
　　D. 散脉 　　　　　　　E. 濡脉

二、名词解释

1. 得神

2. 假神

3. 白喉

4. 寒热往来

5. 潮热

6. 盗汗

7. 泄泻

8. 癃闭

9. 寸口诊法

10. 迟脉

11. 滑脉

三、填空题

1. 正常面色是_____，_____。

2. 面色青主_____、_____、_____、_____。

3. 望舌苔要注意_____和_____两个方面变化。

4. 如神志不清，语无伦次，声高有力者为_____，语言多重复，声低音弱者为_____。

5. 闻诊包括_____和_____两个方面。

6. 胸痛多为_____、_____病变所致。

7. 阴虚潮热_____、_____为特征；湿温潮热以_____为特征。

8. 胀痛多因_____所致，刺痛是_____所致。

9. 消谷善饥是_____所致；饥不欲食多为_____所致。

10. 凡带下色白而清稀、无臭，多属_____、_____证。

11. 迟脉多见于寒证，迟而有力为_____证，迟而无力为_____证。

12. 病中口渴多饮，提示_____，多见于_____证。

13. 胃脘冷痛，得热则减为_____证，胃脘隐痛，喜温喜按，为_____证。

14. 紧脉常见于_____、_____。

15. 如汗出仅限于头部，多为_____、_____所致。

16. 恶寒发热是_____证的特征。

17. 切脉时常用指法为_____、_____、_____、总按、单按。

18. 寸部候上焦，左寸候_____，右寸候_____。

19. 病人腹部有包块，检查按之有形，痛有定处，则为_____。

20. 月经经期异常包括_____、_____、_____三种。

四、简答题

1. 简述望神的主要内容有哪些。

2. 试述小儿囟门异常的主病。

3. 简述舌诊脏腑部位分属。

4. 简述五色主病的内容。

5. 描述正常脉象表现。

6. 分述滑脉、弦脉的脉象与主病。

7. 简述"十问歌"的内容。

8. 问口渴与饮水的临床意义。

9. 女性经期异常有哪几种类型？有何意义？

五、论述题

1. 试述望舌的注意事项。
2. 论述"但寒不热"和"但热不寒"的问诊内容及其意义。
3. 试述脉诊的注意事项。

（郭宝云　谢宜南）

第六章　辨　证

【重点提示】

一、八纲辨证

八纲，即阴阳、表里、寒热、虚实八个辨证纲领。根据四诊收集的资料，进行综合分析，从而将错综复杂的病证概括为阴证、阳证、表证、里证、寒证、热证、虚证、实证八类基本证候。

二、肝与胆病辨证

肝的病证有虚实之分。虚证多见肝血，肝阴不足。实证多见于风阳妄动，肝火炽盛以及湿热寒邪犯扰等。胆病常见口苦发黄、失眠和胆怯易惊等情绪的异常。

三、心与小肠病辨证

心的病变主要表现为血脉运行失常及精神意识思维改变等方面。小肠的病变主要反映在清浊不分、转输障碍等方面。

四、脾与胃病辨证

脾胃病证皆有寒热虚实之不同。脾的病变主要反映在运化功能的失常和统摄血液功能的障碍以及水湿潴留、清阳不升等方面；胃的病变主要反映在食不消化、胃失和降、胃气上逆等方面。

五、肺与大肠病辨证

肺的病证有虚实之分。虚证多见气虚和阴虚。实证多见风、寒、燥、热等邪气侵袭或痰湿阻肺所致。大肠病证有湿热内侵、津液不足以及阳气亏虚等。

六、肾与膀胱病辨证

肾的病变主要反映在生长发育、生殖机能、水液代谢的异常。膀胱的病变主要反映为小便异常及尿液的改变。

【疑难解析】

一、如何理解八纲辨证

八纲辨证是各种辨证的总纲,它以阴阳辨别疾病的大体类别;以表里辨别疾病的部位和病势趋向;以寒热辨别疾病的性质;以虚实辨别邪正的盛衰。

二、从寒热辨表里证

恶寒和发热同时并见是外感表证的特征性表现,当表证不再恶寒时,则表证已解或已转化为里证,即"有一分恶寒,便有一分表证"。

三、虚证的分类

虚证分为气虚、血虚、阴虚、阳虚四类。气虚的特征性表现为神疲乏力,气短懒言。血虚的特征性表现为头晕肢麻,口唇指甲色淡。阴虚的特征性表现为潮热、盗汗。阳虚的特征性表现为畏寒肢冷。

【方法指津】

在长期的医疗及护理实践中,中医学已形成了一套比较完善的辨证体系,如八纲辨证、脏腑辨证、气血津液辨证、六经辨证、卫气营血辨证等。其中,八纲辨证是各种辨证的总纲;脏腑辨证是各种辨证的基础。这些辨证方法有其各自特点,既相互独立,又相互联系,所以临床应综合运用。

【测试习题】

一、选择题

1. 恶寒发热并见,多见于
   A. 湿温病　　　　　　　B. 里热证　　　　　　　C. 里寒证
   D. 外感表证　　　　　　E. 疟疾
2. 壮热多见于
   A. 里实热证　　　　　　B. 阴虚内热证　　　　　C. 湿温潮热证
   D. 外感风热证　　　　　E. 疟疾
3. 发热与恶寒交替出现是
   A. 表证　　　　　　　　B. 表邪入里　　　　　　C. 半表半里
   D. 表热里寒　　　　　　E. 表寒里热
4. 哪一项与肝气郁结无关
   A. 情志抑郁　　　　　　B. 胸闷善太息　　　　　C. 胸胁胀痛
   D. 易怒　　　　　　　　E. 身目黄

5. 下列各项不是表证必备特点的是
    A. 感受外邪所致　　　　　B. 起病急　　　　　　　C. 病位浅
    D. 病程短　　　　　　　　E. 发热

6. 舌体胖大,边有齿印,濡脉,多为
    A. 心血虚　　　　　　　　B. 肺气虚　　　　　　　C. 脾虚湿盛
    D. 肝血虚　　　　　　　　E. 肾阴虚

7. 哪一项不属胆郁痰扰表现
    A. 惊悸不寐　　　　　　　B. 烦躁不宁　　　　　　C. 语言错乱
    D. 眩晕口苦　　　　　　　E. 抑郁易怒

8. 下列除哪项外,均是亡阳证的临床表现
    A. 面色苍白　　　　　　　B. 口渴饮冷　　　　　　C. 呼吸微弱
    D. 四肢厥冷　　　　　　　E. 舌淡而润

9. 下列各项,哪一项不是鉴别寒证与热证要点
    A. 身热与身冷　　　　　　B. 面赤与面白　　　　　C. 口渴与不渴
    D. 舌苔黄与白　　　　　　E. 头痛与不痛

10. 脾肺气虚,应除外以下哪一项
    A. 纳呆少气　　　　　　　B. 声低懒言　　　　　　C. 自汗神疲
    D. 胸闷太息　　　　　　　E. 气短而喘

11. 下列哪项不是肝气郁结证的临床表现
    A. 情志抑郁易怒　　　　　B. 弦脉　　　　　　　　C. 肢体麻木
    D. 胁肋胀痛　　　　　　　E. 胸闷善叹息

12. 下列何症是肺阴虚证与燥邪犯肺证的鉴别要点
    A. 痰量的多少　　　　　　B. 有无五心烦热　　　　C. 舌色的红淡
    D. 吐痰的难易　　　　　　E. 有无口干咽燥

13. 肺气虚证的咳喘特点是
    A. 咳喘痰多,色白清稀　　　　　　　　B. 咳喘胸闷,喉中痰鸣
    C. 咳喘痰少,不易咳出　　　　　　　　D. 咳喘痰多,痰黏易咳
    E. 咳喘无力,声低气短

14. 小儿生长发育迟缓者常见于下列何证
    A. 肾阴虚证　　　　　　　B. 肾阳虚证　　　　　　C. 肾气不固
    D. 肾精不足　　　　　　　E. 肾不纳气

15. 病人,男,34岁,发热,口渴喜饮,咳喘,咯黄痰,尿黄,舌红苔黄,脉滑数,此证为
    A. 表热证　　　　　　　　B. 表实证　　　　　　　C. 里热证
    D. 里寒证　　　　　　　　E. 里虚证

16. 病人,男,24岁,壮热烦躁,面红目赤,腹胀满拒按,尿赤便秘,舌红苔黄,脉滑数,此属
    A. 里热证　　　　　　　　B. 里实证　　　　　　　C. 里实热证
    D. 表里俱热证　　　　　　E. 真寒假热证

17. 病人,女,49岁,心悸,失眠,多梦,健忘,五心烦热,盗汗,舌红少津,脉细数,此属
    A. 心火亢盛证　　　　　　B. 心肾不交证　　　　　C. 心血虚证
    D. 心阴虚证　　　　　　　E. 肾阴虚证

18. 病人,男,37岁,腰膝冷痛,形寒肢冷,精神疲惫,小便清长,此属
 A. 肾阴不足   B. 肾阳不足   C. 脾阳不足
 D. 心血不足   E. 脾气不足

19. 病人,男,2岁,壮热,昏迷,抽搐,舌红,脉数属
 A. 热极生风证   B. 血虚生风证   C. 阴虚生风证
 D. 肝阳化风证   E. 肝火炽盛证

20. 病人,女,39岁,心悸,头昏眼花,失眠,食少体倦,面色萎黄,此属
 A. 心脾两虚   B. 心肾不交   C. 心血不足
 D. 肝血不足   E. 心血瘀阻

21. 病人,女,45岁,干咳少痰,痰中带血,咽干口燥,形体消瘦,两颧红赤,夜间盗汗,手足心热,舌红苔少,脉细数,辨证为
 A. 肺气虚   B. 肺阴虚   C. 燥邪犯肺
 D. 风热犯肺   E. 热邪壅肺

22. 病人,女,47岁,长期潮热盗汗,腰膝酸软,月经不调,脏腑辨证属于
 A. 肾阳虚证   B. 肾气不固证   C. 肝阴虚证
 D. 肝血虚证   E. 肾阴虚证

23. 病人,男,50岁,近来出现头晕耳鸣,两目干涩,肢体麻木,失眠多梦,咽干口燥,舌红少津,脉弦细数,脏腑辨证属于
 A. 肝火上炎证   B. 肝阳上亢证   C. 肾阴虚证
 D. 肝阴虚证   E. 肾阳虚证

24. 胃脘与胸胁部胀痛,嗳气吞酸,情绪抑郁,舌淡红,苔薄黄,脉弦数,其证候是
 A. 肝郁脾虚证   B. 肝胃不和证   C. 胃热炽盛证
 D. 肠道湿热证   E. 肝胆湿热证

25. 病人,女,47岁,患肺结核,症见干咳,潮热盗汗,颧红,消瘦,脏腑辨证属于
 A. 肺气虚证   B. 肺阴虚证   C. 燥邪犯肺证
 D. 风热犯肺证   E. 肾不纳气证

26. 病人,男,52岁,一年前因与人吵架后,心怀抑郁,耿耿于怀,难以疏解,渐渐出现表情淡漠,闷闷不乐,喃喃自语,举止失常,舌苔白腻,脉滑,其证候属于
 A. 肝郁气滞证   B. 痰火扰神证   C. 痰蒙心神证
 D. 胆郁痰扰证   E. 肝风夹痰上扰

27. 病人,男,37岁,小便赤涩灼痛,兼面赤口渴,心烦不寐,尿道灼热,舌红脉数,宜诊断为
 A. 心火亢盛证   B. 膀胱湿热证   C. 小肠实热证
 D. 阴虚火旺证   E. 下焦湿热证

28. 病人,男,3岁,其母代诉:3天来常述口痛,拒食饭菜,只喝牛奶,渴喜冷饮,烦躁不安,睡眠不宁,大便2日未解,小便短黄。查体:身热,面赤,舌尖红,舌面多处溃烂,舌苔黄,脉数,体温38.9℃,属于下列何证
 A. 心火亢盛证   B. 痰火扰神证   C. 心阴虚证
 D. 肝火上炎证   E. 胃热证

29. 病人,女,42岁,半年来白带量多,绵绵不断。现面色萎黄无华,神倦乏力,少气懒言,

食少便溏,下肢轻度浮肿,带下量多色白质稀,无臭味,脉缓,属于下列何证

  A. 肾气不固证   B. 肾阳虚证   C. 脾气虚证

  D. 脾气下陷证   E. 脾阳虚证

30. 病人,女,34岁,因两天前与同事吵架后,胸胁、乳房胀闷痛,善太息,咽喉如梗,食欲不振,纳食少,舌质淡红,苔薄白,脉象弦,可诊断为下列何证

  A. 肝气郁结证   B. 肝火上炎证   C. 肝阴虚证

  D. 脾气虚证   E. 胃阴虚证

31. 病人,男,31岁,恶寒发热,倦怠乏力,脘闷不饥,厌油腻已有1周。前天起面目发黄,尿黄如浓茶。现面目黄色鲜明,脘腹痞闷,呕恶纳呆,厌食油腻,便溏不爽,肢体困重,身热不扬,小便短黄,舌质红,苔黄腻,脉濡数,可诊断为下列何证

  A. 肝胆湿热证   B. 胃阴虚证   C. 脾胃湿热证

  D. 胃肠实热证   E. 膀胱湿热证

32. 病人,女,44岁,因过食生冷后发生腹泻已3天,曾服西药未效,今腹泻加剧,泄泻清稀如水样,口淡不渴,口腻纳呆,乏力身重,苔白腻,脉缓,可诊断为下列何证

  A. 肠虚滑脱证   B. 胃阴虚证   C. 胃寒证

  D. 寒湿困脾证   E. 食滞胃肠证

33. 病人,男,56岁,每于秋冬常发咳喘,前天因天气骤冷,咳喘加重,现症见咳喘气急,喉中痰鸣,胸膈满闷,咳痰清稀量多,面白形寒,四肢不温,舌质淡,苔白滑,脉滑,属于下列何证

  A. 风寒束肺证   B. 肺气虚证   C. 痰湿阻肺证

  D. 痰热壅肺证   E. 肺阴虚证

34. 病人,女,51岁,腰膝酸软,头晕耳鸣,潮热盗汗,舌红少津,脉象细数,拟诊为

  A. 肾阴虚证   B. 肾阳虚证   C. 肾虚水泛证

  D. 肾精不固证   E. 肾不纳气证

35. 病人,男,2岁,口腔舌面满布溃疡,烦躁不宁,啼哭叫扰,口臭涎多,大便干结,舌红苔黄,其证候是

  A. 肺热壅盛   B. 心火上炎   C. 脾胃积热

  D. 肝胆火旺   E. 虚火上浮

36. 病人,男,25岁,精神抑郁,表情淡漠,神志痴呆,举止失常,舌苔白腻者,宜诊为

  A. 痰蒙心神证   B. 肝气郁结证   C. 痰火扰神证

  D. 热扰心神证   E. 肾精不足证

37. 病人,男,84岁,久病咳喘,呼多吸少,动则尤甚,腰膝酸软,舌淡紫,脉沉弱,应属何证

  A. 肾气不固证   B. 心肺气虚证   C. 心肾不交证

  D. 肺肾气虚证   E. 脾肺气虚证

38. 病人,女,39岁,在中医院被诊断为脾不统血证,其症状中不易见到下列哪一项

  A. 齿衄龈肿口臭   B. 头晕目眩   C. 面白或萎黄

  D. 疲乏气短   E. 皮肤紫色斑块

（39~41 题共用题干）

病人,女,33岁,平日身体尚健,近半月来时有胃痛,未加注意,但其痛渐重,疼痛部位在剑突之下,呈灼热性质,不喜按,口渴欲饮水,口臭,牙龈亦肿痛,大便秘结,2~3日1次,小便短

赤。查体:舌红苔黄厚,脉弦数。

39. 口渴欲饮水,口臭,牙龈亦肿痛,大便秘结,症状归纳正确的是
    A. 属阴 　　　　　　　 B. 属阳 　　　　　　　 C. 阴阳对立
    D. 阴阳互根 　　　　　 E. 相乘相侮

40. 请写出八纲辨证的结论
    A. 阴证、里证、实证 　 B. 阳证、热证、虚证 　 C. 阳证、热证、实证
    D. 虚证、热证、里证 　 E. 以上都不正确

41. 请写出脏腑辨证的结论
    A. 肝胃不和证 　　　　 B. 湿热蕴脾证 　　　　 C. 胃火炽盛证
    D. 肝火上炎证 　　　　 E. 以上都不正确

(42~44 题共用题干)

病人,女,40 岁,1 个月前感冒后出现心慌气短,胸闷不舒,面色无华,倦怠乏力,舌淡红,脉细弱,今日晨起左前胸刺痛,痛彻肩背而来就医,伴见面色青灰,口唇青紫舌下有瘀斑,苔薄白,脉涩。

42. 本证的病变脏腑为
    A. 心 　　　　　　　　 B. 肝 　　　　　　　　 C. 脾
    D. 肺 　　　　　　　　 E. 肾

43. 病人 1 个月前的病证属于
    A. 心阳虚 　　　　　　 B. 心阴虚 　　　　　　 C. 心气虚
    D. 心血虚 　　　　　　 E. 心血瘀阻

44. 病人今日病证表现辨证为
    A. 心阳虚 　　　　　　 B. 心阴虚 　　　　　　 C. 心气虚
    D. 心血虚 　　　　　　 E. 心血瘀阻

二、名词解释

1. 八纲
2. 表证
3. 实证
4. 虚证
5. 亡阴证
6. 亡阳证
7. 脏腑辨证
8. 中气下陷证
9. 肝气郁结证
10. 肾不纳气证

三、填空题

1. _____是八纲的总纲。
2. 中气下陷证以_____和_____为辨证要点。
3. 心脾两虚证以_____、_____为辨证要点。

4. 热证以_____、_____、_____、_____、_____、_____、脉数为主要辨证依据。

5. 肝风内动证,常见_____、_____、_____三种证候。

6. 虚实辨证主要是辨别_____。

7. 虚证可分为_____四种证候。

8. 八纲,即_____八个辨证纲领。

9. 表证具有_____的特点。

10. "阳盛则热,_____","_____,阴虚则热"。

11. 阴阳可以概括了其他三对纲领,即_____属阳;_____属阴。

12. 虚实辨证中,虚是指_____,实是指_____。

13. 心阳虚证进一步发展可形成_____证。

14. 风热犯肺证是以_____和_____为辨证要点。

15. 胃阴虚证在饮食方面所表现出的特征是_____。

四、简答题

1. 简述寒热证鉴别要点。

2. 比较心阴虚、肺阴虚、肾阴虚的异同。

3. 简述肝气郁结的临床表现。

4. 简述脾气虚、脾不统血、中气下陷的辨证要点。

5. 病人,女,28 岁,近一年来经常失眠,并有心悸,健忘,食欲不振,便溏,月经常提前而至,行经持续 10 天,月经量大色淡,神疲乏力,头晕,面白舌淡,脉细。请写出证候诊断。

6. 表证与里证如何鉴别?

7. 心血虚证与心阴虚证有何异同?

五、论述题

1. 试述心气虚证、心阳虚证、心阳暴脱证三者的关系。

2. 病人,女,26 岁,未婚。13 岁月经初潮,周期尚正常,但每次行经前 2~3 天即感抑郁烦躁,胸胁两乳作胀,小腹坠胀不舒,经期小腹疼痛,行经不畅,经色暗红,时有血块,舌质正常,苔薄,脉弦。请写出证型、病机、辨证要点。

（谢宜南）

第七章　养生与治则

【重点提示】

一、重点概念

1. 养生　保养生命,保持健康。
2. 调和五味　指饮食要多样化,五味兼顾、合理搭配。
3. 正治　正治是逆着疾病证候性质而治的一种治疗方法,故又称逆治。
4. 反治　反治是顺从疾病的假象而治的一种治疗方法,故又称从治。
5. 扶正　扶助机体的正气,增强体质,以提高机体抗病能力的一种治疗原则。
6. 祛邪　祛除邪气,以清除或消弱病邪的一种治疗原则。

二、重点内容

（一）养生原则
1. 顺应自然
2. 调摄精神
3. 形体锻炼
4. 合理膳食
5. 养正避邪

（二）养生方法
1. 顺时摄生
2. 精神调养
3. 运动调养
4. 饮食调养
5. 药物调养

（三）治则
1. 治病求本
2. 扶正祛邪
3. 调整阴阳
4. 因时、因地、因人制宜

【疑难解析】

一、"标"与"本"

标本是一个相对的概念,可用来说明病变过程中各种矛盾双方的主次关系。如从正邪双方来说,正气是本,邪气是标;从病因与症状来说,病因是本,症状是标;从病变部位来说,内脏是本,体表是标;从发病先后来说,旧病是本,新病是标,原发病是本,继发病是标等。

二、"正治"与"反治"

正治是逆着疾病证候性质而治的一种治疗方法,故又称逆治,包括热者寒之,寒者热之,虚者补之,实者泻之;反治是顺从疾病的假象而治的一种治疗方法,故又称从治,包括热因热用,寒因寒用,塞因塞用,通因通用。

【方法指津】

理论实践相结合,在掌握养生和治则的基础上,到医院和社区参与健康教育实践活动,针对相关人群做好卫生宣教工作,将所学知识活学活用,在生活和临床中实践中进一步深化和巩固所学知识。

【测试习题】

一、选择题

1. 下列哪项不属于养生原则
   A. 顺应自然　　　　　　　B. 调摄精神　　　　　　　C. 合理膳食
   D. 热者寒之,寒者热之　　E. 形体锻炼
2. 下列哪项不属于运动养生的内容
   A. 太极拳　　　　　　　　B. 散步　　　　　　　　　C. 冥想
   D. 气功　　　　　　　　　E. 慢跑
3. 不属于"饮食有方"原则的是
   A. 食宜快　　　　　　　　B. 食宜专　　　　　　　　C. 食宜乐
   D. 食宜洁　　　　　　　　E. 食宜暖
4. "虚则补之,实则泻之",属于
   A. 反治法　　　　　　　　B. 正治法　　　　　　　　C. 标本兼治
   D. 急则治标　　　　　　　E. 缓则治本
5. 下列不属于扶正的治法是
   A. 益气法　　　　　　　　B. 养血法　　　　　　　　C. 活血法
   D. 补阳法　　　　　　　　E. 滋阴法

6. 适用"塞因塞用"治疗原则的是

    A. 气虚便秘   B. 寒积便秘   C. 气滞腹胀

    D. 食积腹胀   E. 瘀血闭经

7. 病人,女,50岁,素体虚弱,常感到倦怠乏力,少气懒言,伴自汗。今日不慎复感风寒,恶寒发热,头身疼痛。此时应采用的治疗原则是

    A. 治其本   B. 治其标   C. 标本同治

    D. 先治标后治本   E. 先治本后治标

8. 病人,男,60岁,血虚风燥而见手足癣,治则以养血祛风为主。此治疗原则属

    A. 治其本   B. 治其标   C. 标本同治

    D. 先治标后治本   E. 先治本后治标

9. 病人,男,40岁,腰膝酸软、潮热盗汗,舌红少苔,脉细数。用补益的方药方法治疗,遵循的治疗原则是

    A. 正治   B. 反治   C. 祛邪

    D. 预防为主   E. 三因制宜

10. 病人甲,男,20岁,面赤身热,口干口臭。病人乙,女,55岁,久病卧床,气短乏力。两者同患便秘,但病人甲给予峻泄,病人乙给予缓泻。此治疗原则属

    A. 因时制宜   B. 因地制宜   C. 因人制宜

    D. 急则护其标   E. 缓则护其本

11. 病人,男,50岁,居住西北高原地区,寒冷少雨,养生方法正确的是

    A. 重点预防湿热之邪   B. 重点预防温燥之邪

    C. 宜进苦寒之品   D. 宜进辛辣温燥之品

    E. 宜进温阳散寒、生津润燥之品

12. 病人,女,28岁,为增强体质,每天安排3小时健身时间,每次运动后大汗淋漓,倦怠无力,食欲反而减退,这说明

    A. 运动量过大   B. 正常反应   C. 运动量过小

    D. 不需调整   E. 身体虚弱,不适合运动

13. 病人,女,25岁,因失恋而痛苦万分,经常以泪洗面,少气懒言,倦怠乏力。根据五行相克原理,此时应

    A. 以喜悦之   B. 以思忧之   C. 以恐吓之

    D. 以怒激之   E. 以惊乱之

14. 病人,男,32岁,由于连日暴饮暴食,嗜食肥甘厚味,引起伤食泄泻,适用的治疗原则是

    A. 热因热用   B. 通因通用   C. 塞因塞用

    D. 扶正   E. 祛邪

15. 病人,女,20岁,平素气虚,抵抗力较差,近日流感肆虐,每日服用板蓝根预防流感。这属于哪种养生方法

    A. 顺时摄养   B. 精神调养   C. 饮食调养

    D. 运动调养   E. 药物调养

16. 病人,男,25岁,脘腹胀闷不适2日,伴恶食,呕吐,嗳腐吞酸。辨为饮食内停证,予保和丸消食导滞。遵循的治疗原则是

    A. 虚则补之   B. 实则泻之   C. 塞因塞用

    D. 通因通用   E. 调整阴阳

17. 病人,男,48岁,2小时前突然大量呕血,血色鲜红,伴胃脘疼痛。此时应遵循的治疗原则是

    A. 急则治其标　　　　B. 缓则治其本　　　　C. 补其不足

    D. 损其有余　　　　　E. 通因通用

18. 某病人平素脾气暴躁,常感头昏胀痛,夜寐不宁,医生嘱其要及时疏泄或转移心中不良情绪。这是遵循哪种养生方法

    A. 顺时摄养　　　　　B. 清静养神　　　　　C. 修身养性

    D. 调摄情志　　　　　E. 运动调养

19. 病人,女,55岁,胃脘疼痛10年,空腹痛甚,得食则缓。医生嘱其平日进食要有规律,不可暴饮暴食或过饥过饱。遵循的养生原则是

    A. 顺时调养　　　　　B. 饮食有节　　　　　C. 饮食有方

    D. 调和五味　　　　　E. 修身养性

20. 病人,女,30岁,1日前受凉后出现头痛、鼻塞、流清涕、肢节酸痛的症状。医生辨为表寒证,予荆防败毒散辛温解表,遵循的治疗原则是

    A. 调整阴阳　　　　　B. 三因制宜　　　　　C. 正治

    D. 反治　　　　　　　E. 扶正

21. 病人,女,18岁,2日前感头痛,恶寒,干咳无痰,鼻塞,唇燥,舌质红干而少津,苔薄白。辨为风燥伤肺证,予桑杏汤疏风清肺,润燥止咳。遵循的治疗原则是

    A. 扶正　　　　　　　B. 祛邪　　　　　　　C. 补其不足

    D. 三因制宜　　　　　E. 标本兼治

(22、23题共用题干)

病人,女,30岁,口腔黏膜糜烂1周,灼热疼痛,用清热泻火之剂无效。后知该病人慢性胃病史2年,大便溏薄。上热是假,下寒为真。

22. 应遵循的治疗护理原则是

    A. 热因热用　　　　　B. 热者寒之　　　　　C. 寒因寒用

    D. 塞因塞用　　　　　E. 通因通用

23. 这种治法属于

    A. 正治　　　　　　　B. 反治　　　　　　　C. 扶正

    D. 去邪　　　　　　　E. 三因制宜

(24、25题共用题干)

病人,女,48岁,急性肺炎恢复期又感受风邪,周身酸痛,疲乏无力,中医辨证为体虚外感。

24. 其最适用的护理原则是

    A. 既病防变　　　　　B. 扶正　　　　　　　C. 扶正祛邪

    D. 缓则护本　　　　　E. 急则护标

25. 此患病发冬季,若以顺时养生原则指导调护,此时应重点养护

    A. 阳气　　　　　　　B. 阴精　　　　　　　C. 津液

    D. 血液　　　　　　　E. 神

(26~29题共用题干)

病人,男,60岁,原某机关干部,时值春季,刚退休在家,不能适应退休后生活,每日闲散家中,时而精神抑郁,言语渐少,时而暴躁易怒,面红目赤,不爱运动,健康每况愈下,家人甚是焦

虑,遂由家人陪同前来健康咨询。

26. 养生应主要从哪几个方面入手,说法正确的是
    A. 起居养生、饮食养生、运动养生、精神养生、治疗养生
    B. 起居养生、针灸养生、运动养生、精神养生、顺时养生
    C. 药物调养、饮食养生、运动养生、精神养生、顺时养生
    D. 起居养生、饮食养生、运动养生、按摩养生、顺时养生
    E. 起居养生、饮食养生、仪器养生、精神养生、顺时养生

27. 关于饮食习惯和进食方法,说法不正确的是
    A. 食宜缓   B. 食宜专   C. 食宜洁
    D. 食宜暖   E. 食宜多

28. 此患情绪波动较大,根据五行相克原理,应选择哪种情志来"制怒"
    A. 喜   B. 恐   C. 悲
    D. 思   E. 忧

29. 关于春季养生说法不正确的是
    A. 宜早睡晚起   B. 多食温补阳气的食物
    C. 重在养护体内阳气   D. 要注意"虚邪贼风"
    E. 做好流行性疾病的预防保健工作

(30、31 题共用题干)
病人,女,17 岁,高热烦渴,咳嗽气粗,汗出,突然出现惊厥,抽搐不止。

30. 此时应采取的治疗原则是
    A. 既病防变   B. 扶正   C. 扶正祛邪
    D. 缓则护本   E. 急则治标

31. 又正值月经期,腹部隐痛喜按,治疗时,既要考虑调经止痛,又要考虑清热化痰,这是下列哪一治疗护理原则的具体运用
    A. 因时制宜   B. 因地制宜   C. 因人制宜
    D. 正治   E. 反治

二、名词解释

1. 养生
2. 修身养性
3. 标本同治
4. 正治
5. 通因通用

三、填空题

1. 顺应四时变化,应遵从"春夏养_____,秋冬养_____"的原则。
2. 情志疗法中,悲胜_____、_____胜喜。
3. 春季宜_____睡_____起;冬季宜_____睡_____起。
4. 进食时应遵循"食宜_____、宜_____、宜乐、宜_____、宜_____"的原则。
5. 正护方法包括_____、_____、_____、_____。

6. 热因热用适用_____证,寒因寒用适用于_____证。

7. 属于扶正的护理措施有_____、_____、_____、_____等。

8. 扶正祛邪的原则在具体运用时,要注意扶正不留邪,_____。

9. 三因制宜指_____、_____、_____。

10. 急则治其_____,缓则治其_____。

四、简答题

1. 什么是反护?包括哪些具体护理方法?

2. 对于虚证的病人应采取哪些护理措施来扶助正气、提高机体抗病能力?

3. 饮食养生的方法有哪些?

4. 运动养生应遵循什么原则?

五、论述题

顺时养生遵循的原则是什么?谈谈春夏秋冬养生的方法。

（程敏辉）

第八章　药物疗法与护理

【重点提示】

一、重点概念

1. 四气　是指药物的寒、热、温、凉四种药性，又称为四性。四气主要用以反映药物影响人体阴阳盛衰、寒热变化的作用性质。

2. 五味　即药物所具有的辛、甘（淡）、酸（涩）、苦、咸五种不同的味道。

3. 升降浮沉　是药物作用于人体的趋向性概括，即药物吸收后在人体内的作用趋向，一般表现为上升趋向、下降趋向、向外走表趋向、向内走里趋向。

4. 归经　是药物作用的部位概括，即药物对某些脏腑、经络有特殊的亲和作用，因而对这些部位的病变起着主要或特殊的治疗作用。

二、中药毒性

1. 十八反　甘草反甘遂、京大戟、海藻、芫花；乌头（川乌、附子、草乌）反半夏、瓜蒌（全瓜蒌、瓜蒌皮、瓜蒌仁、天花粉）、贝母（川贝、浙贝）、白蔹、白及；藜芦反人参、沙参（南、北）、丹参、玄参、苦参、细辛、芍药（赤芍、白芍）。

2. 十九畏　硫黄畏朴硝，水银畏砒霜，狼毒畏密陀僧，巴豆畏牵牛，丁香畏郁金，川乌、草乌畏犀角，牙硝畏三棱，官桂畏石脂，人参畏五灵脂。

熟记《医疗用毒性药品管理办法》中所列有毒中药，同时要查阅本草文献，关注临床用药报道，做到谨慎用药。

三、方剂的组成原则

一个完整的中药处方用药称为方剂，方剂应按照"君、臣、佐、使"的组方原则进行合理的组合，用以说明药物在方剂中的主次地位及从属关系。其中，君药为主药，起主要治疗作用；臣药一方面辅助君药，另一方面主治兼病或兼证；佐药是佐助、佐制或反佐君、臣药者；使药为引经药或调和药。

四、常用剂型

所谓剂型，就是方剂组成以后，根据病情与药物的特点制成一定的形态。不同的剂型具有各自不同的用药特点及其适应证。中药剂型种类繁多，既有传统剂型，又有现代新型剂型。而应用最广的汤剂，另外还有丸剂、散剂、膏剂、酒剂、冲剂、颗粒剂、注射剂等。

五、常用中药

常用中药主要包括解表药、清热药、泻下药、祛湿药、温里药、化痰止咳平喘药、理气药、理血药、补虚药、平肝息风药、安神药、消导药、开窍药、收涩药等。

六、常用方剂

常用的方剂主要包括解表剂、清热剂、泻下剂、温里剂、和解剂、祛湿剂、祛痰剂、润燥剂、理气剂、理血剂、补益剂、消导剂、安神剂、息风剂、收涩剂、开窍剂等。

七、中药煎煮法

中药煎煮器具以砂锅、瓦罐为最佳,禁用铁、铝、铜质容器。煎药前一般先将药材浸泡30~60分钟,煎药用水以自来水、矿泉水、井水等新鲜洁净水即可。煎药时宜先武火后文火,武火(大火)煎沸后文火(小火)煎煮 20~30 分钟为宜,一般煎 2~3 次,兑在一起混合去渣后分 2~3 次服用。在煎药过程中,要掌握中药的特殊煎煮法,如先煎、后下、包煎、另煎、烊化、冲服等。

八、中药给药规则

大多数药都宜饭前服,特别是治疗胃肠疾病的药物和补益药更宜饭前服。而对胃肠道有刺激的药物或消食药宜饭后服。无论饭前还是饭后服,服药与进食都应间隔 0.5~1h。另外,安神药、涩精止遗药宜临睡前服;治疟药宜在疟疾发作前的 2 小时左右服用;慢性病应定时服;急性病、呕吐、惊厥等可不定时服。发汗药、泻下药应中病即止,呕吐病人服药宜小量频服。中药汤剂一般每日 1 剂,早、晚 2 次或早、中、晚 3 次分服,每服药液量约 200~250ml。一般汤剂均宜温服。对于特殊的病人也可采用鼻饲法或灌肠法注入药液。

九、药物内服法的护理

一般药物内服期间,均宜食清淡、易消化饮食,忌硬固、油腻、辛辣及鱼腥之物。辛温发汗药或苦寒泻下药及有毒之药应中病即止,不可久服多服。婴幼儿用药应量小、力缓,不可强灌服药。年老体弱或脾胃不足者,服药宜缓,不可过用滋腻之品。外感时应慎用补益类药物。妊娠期禁用剧毒、泻下或活血化瘀之药。

十、药物外治法的护理

膏药贴敷要清洁皮肤并剃去毛发,贴前适当烘烤,注意过敏。熏蒸或进行洗浴疗法时,注意禁忌证,防烫伤、烧伤、虚脱及交叉感染,注意观察病情。熨敷疗法应注意温度、时长,保护皮肤,防止烫伤。掺药疗法要注意清创和消毒。中药灌肠注意用力轻柔,及时观察大便颜色变化。

【疑难解析】

一、中药四气五味与日常气味之区别

中药四气五味是依据药物临床治疗功效而提出的药物药性药理学理论,是人体对药物的

反应。四气五味超出了药物的性质和药物味道的范围,而是主要根据其临床功效确立的。日常所说的气味是由嗅觉和味觉提供,如香臭、酸甜等。因此中药四气五味主要以临床功效划分,日常气味则由嗅觉和味觉决定。

二、方剂君、臣、佐、使的作用

"君臣佐使"是中药的组方原则,用以说明药物在方剂中的主次地位及从属关系。君药是针对主病或主证起主要治疗作用的药物。君药一般效力较强,药味少,药量较大,起主导作用,是方剂中不可缺少的主药。臣药一是辅助君药加强治疗主病或主证的药物,二是针对兼病或兼证起主要治疗作用的药物,一般药味多于君药,药量次于君药。佐药有佐助药、佐制药、反佐药三种作用。使药一般具有调和方中诸药的作用或起矫味作用的药物,一般药味、药量较少。

三、中药煎煮器具禁用铁、铝、铜容器

铁、铝、铜质的锅具金属活性较高,在加热过程中容易与中药产生化学反应,如铁与药材中的鞣质反应生成鞣酸铁,会改变原药方的功效,降低药效,甚至改变药性,危害人体。

四、药物内服法的护理

药物内服法的护理要点主要依据药物的功效,包括药效缓急、寒热倾向、气血影响、虚实变化等,依据中医诊治八法,对证护理;另外还有饮食宜忌,特殊要求,病情观察等。

【方法指津】

熟练掌握中医基础理论知识,尤其是阴阳五行学说和八纲辨证的内容,从而更全面地理解中药的性能,指导临床用药护理。

理解并掌握中药及方剂学的一些重要概念及分类,区分四气、五味、升降浮沉、归经等的含义。

掌握中药煎药的基本方法及要求,服药的注意事项,中药内服及外用的护理要求,并能制订相应的护理方案。

认识并了解一些常用的中药及方剂,能够依据其功效,明确中药内服法的护理要求。

【测试习题】

一、选择题

1. 四气的确定是
   A. 从人体的感官感觉出来的
   B. 从疾病的性质中总结出来的
   C. 从药物作用于人体所发生的反应和所获得的不同疗效中概括出来的
   D. 从季节的不同变化总结出来的
   E. 病人吃出来的感觉

2. 寒凉药的作用是
　　A. 暖肝散结　　　　　　B. 温里散寒　　　　　　C. 清热解毒
　　D. 补火助阳　　　　　　E. 回阳救逆

3. 苦味药的作用是
　　A. 能和能缓　　　　　　B. 能燥能泄　　　　　　C. 能下能软
　　D. 能收能涩　　　　　　E. 能行能散

4. 淡味药的作用是
　　A. 能和能缓　　　　　　B. 能下能软　　　　　　C. 能燥能泄
　　D. 能收能涩　　　　　　E. 能渗能利

5. 治疗筋脉拘急疼痛的药物多具有
　　A. 辛味　　　　　　　　B. 甘味　　　　　　　　C. 酸味
　　D. 苦味　　　　　　　　E. 咸味

6. 具有收敛固涩作用的是
　　A. 酸味　　　　　　　　B. 咸味　　　　　　　　C. 辛味
　　D. 苦味　　　　　　　　E. 淡味

7. 辛味药临床一般治疗
　　A. 表证及气血阻滞证　　B. 呕吐呃逆　　　　　　C. 久泻久痢
　　D. 瘰疬、瘿瘤、痰核　　E. 大便燥结

8. 涩味药多用于治疗
　　A. 胃热消渴　　　　　　B. 水肿、小便不利　　　C. 胸胁苦满
　　D. 恶心呕吐　　　　　　E. 虚汗、遗精滑精

9. 芳香药多具有
　　A. 辛味　　　　　　　　B. 甘味　　　　　　　　C. 苦味
　　D. 酸味　　　　　　　　E. 淡味

10. 具有沉降性质的性味是
　　A. 苦温　　　　　　　　B. 辛温　　　　　　　　C. 苦寒
　　D. 甘寒　　　　　　　　E. 咸温

11. 具有升浮性质的性味是
　　A. 甘、辛、凉　　　　　B. 辛、苦、热　　　　　C. 辛、甘、温
　　D. 淡、甘、寒　　　　　E. 苦、咸、寒

12. 归经是指
　　A. 药物具有的升降浮沉的作用趋向　　B. 药物具有的寒热温凉四种性质
　　C. 药物具有的辛甘酸苦咸五种滋味　　D. 药物对于机体某部分的选择性作用
　　E. 药物对于机体有无毒副作用

13. 确定归经学说的理论基础是
　　A. 阴阳学说　　　　　　B. 脏腑经络理论　　　　C. 药性理论
　　D. 药味理论　　　　　　E. 五行学说

14. 运用药物的归经理论还须考虑
　　A. 药物的用量　　　　　B. 药物的用法　　　　　C. 药物的四气五味、升降浮沉
　　D. 药物的采集　　　　　E. 药物的炮制

15. 古代认为"毒性"的含义是
    A. 药物的毒性　　　　　B. 药物的偏性　　　　　C. 药物的副作用
    D. 药物的疗效　　　　　E. 药物的总称

16. 能够减轻或消除热证的药物,其药性一般多属于
    A. 热性　　　　　　　　B. 温性　　　　　　　　C. 平性
    D. 寒、凉之性　　　　　E. 温、热之性

17. 能够减轻或消除寒证的药物,其药性一般属于
    A. 温性　　　　　　　　B. 热性　　　　　　　　C. 平性
    D. 温、热之性　　　　　E. 寒、凉之性

18. 所谓平性药,主要是指
    A. 寒、热之性不甚明显的药物
    B. 作用比较缓和的药物
    C. 升浮、沉降作用趋向不明显的药物
    D. 性味甘淡的药物
    E. 寒热界限不很明显、药性平和、作用较缓和的一类药

19. 五味是指药物的
    A. 最基本的滋味　　　　B. 五类基本作用　　　　C. 全部味道
    D. 五种不同的滋味　　　E. 部分味道

20. 五味中属于阳的是哪一组
    A. 辛、甘、酸　　　　　B. 辛、甘、淡　　　　　C. 甘、淡、苦
    D. 辛、苦、酸　　　　　E. 酸、苦、咸

21. 五味中属于阴的是哪一组
    A. 辛、甘、咸　　　　　B. 辛、甘、淡　　　　　C. 酸、苦、淡
    D. 酸、苦、咸　　　　　E. 甘、淡、酸

22. 辛味药物的主要作用是
    A. 行气、活血　　　　　B. 收敛、固涩　　　　　C. 补益、缓急
    D. 软坚、散结　　　　　E. 燥湿、通泄

23. 甘味药物的主要作用是
    A. 行气、活血　　　　　B. 收敛、固涩　　　　　C. 补益、缓急
    D. 软坚、散结　　　　　E. 燥湿、通泄

24. 甘味药可用于痛证,其作用是
    A. 温中止痛　　　　　　B. 活血止痛　　　　　　C. 缓急止痛
    D. 祛风止痛　　　　　　E. 行气止痛

25. 淡味药物能
    A. 软坚散结　　　　　　B. 利水渗湿　　　　　　C. 活血祛瘀
    D. 泻下通便　　　　　　E. 疏肝理气

26. 酸味药具有的作用是
    A. 收敛、固涩　　　　　B. 收敛、补虚　　　　　C. 收敛、清热
    D. 收敛、软坚　　　　　E. 收敛、温中

27. 酸味药物与下列何种味的药物作用有相似之处
    A. 苦味   B. 辛味   C. 咸味
    D. 甘味   E. 涩味

28. 五味之中,兼有坚阴作用的药味是
    A. 甘味   B. 苦味   C. 咸味
    D. 酸味   E. 辛味

29. 咸味药的主要作用是
    A. 清热泻火   B. 引血下行   C. 降逆止呕
    D. 利水渗湿   E. 软坚泻下

30. 具有清热燥湿功效的药物大多具有
    A. 甘味   B. 苦味   C. 咸味
    D. 酸味   E. 辛味

31. 具有利水渗湿功效的药物大多具有
    A. 淡味   B. 苦味   C. 咸味
    D. 酸味   E. 辛味

32. 具有芳香化湿作用的药物大多具有
    A. 甘味   B. 苦味   C. 咸味
    D. 酸味   E. 辛味

33. 酒炙药物对升降浮沉的影响是
    A. 有收敛作用   B. 有降下作用   C. 有升提作用
    D. 有下行作用   E. 无影响

34. 醋炙对升降浮沉的影响是
    A. 有收敛作用   B. 有降下作用   C. 有升提作用
    D. 有下行作用   E. 无影响

35. 盐炙对升降浮沉的影响是
    A. 升提   B. 下行   C. 发散
    D. 收敛   E. 无影响

36. 升浮药的作用趋向是
    A. 向上、向外   B. 向下、向里   C. 向气、向血
    D. 向阴、向阳   E. 向里、向阴

37. 沉降药的作用趋向是
    A. 发散、上升   B. 降逆、泄利   C. 向气、向血
    D. 向阴、向阳   E. 向上、向外

38. 入汤剂需先煎的药物是
    A. 薄荷、白豆蔻   B. 蒲黄、海金沙   C. 人参、阿胶
    D. 磁石、牡蛎   E. 菊花、桑叶

39. 入汤剂需后下的药物是
    A. 磁石、牡蛎   B. 蒲黄、海金沙   C. 薄荷、白豆蔻
    D. 人参、鹿茸   E. 芒硝、阿胶

40. 蒲黄、旋覆花等药入煎剂宜
    A. 包煎　　　　　　B. 后下　　　　　　C. 先煎
    D. 烊化　　　　　　E. 冲服

41. 宜饭后服用的药是
    A. 峻下逐水药　　　B. 对胃肠有刺激性的药　　　C. 驱虫药
    D. 安神药　　　　　E. 截疟药

42. 中药传统的给药途径是
    A. 舌下给药　　　　B. 直肠给药　　　　C. 口服给药
    D. 黏膜表面给药　　E. 吸入给药

43. 毒性较强的药物,煎煮时应
    A. 先煎　　　　　　B. 久煎　　　　　　C. 后下
    D. 与它药同煎　　　E. 包煎

44. 入汤剂宜另煎的药物是
    A. 苦参　　　　　　B. 羚羊角　　　　　C. 党参
    D. 沙参　　　　　　E. 太子参

45. 下列药物煎煮时需要后下的药物是
    A. 薄荷　　　　　　B. 附子　　　　　　C. 乌头
    D. 牡蛎　　　　　　E. 石决明

46. 以下服药方法中,错误的是
    A. 辛温解表药应当温服　　　　　B. 呕吐病人服药宜小量频服
    C. 泻下药以得下为度　　　　　　D. 消食药宜饭前服
    E. 对胃有刺激的药宜饭后服

47. 下列服药护理措施错误的是
    A. 服发汗药后,应多饮热开水　　　B. 滋补药宜在空腹服用
    C. 服泻下药应注意中病即止　　　　D. 服排石药后应卧床休息
    E. 婴幼儿服药可加少量糖

48. 下列哪味药为有毒中药
    A. 金银花　　　　　B. 黄芪　　　　　　C. 石决明
    D. 薄荷　　　　　　E. 生川乌

49. 钩藤入汤剂宜
    A. 先煎　　　　　　B. 后下　　　　　　C. 包煎
    D. 另煎　　　　　　E. 烊化

50. 西洋参入汤剂宜
    A. 先煎　　　　　　B. 后下　　　　　　C. 包煎
    D. 另煎　　　　　　E. 烊化

51. 贝壳类药入汤剂宜
    A. 先煎　　　　　　B. 后下　　　　　　C. 包煎
    D. 另煎　　　　　　E. 冲服

52. 中药组方中具有减轻或消除君、臣药的毒性的药物称
    A. 使药　　　　　　B. 君药　　　　　　C. 臣药

D. 佐助药   E. 佐制药

53. 中药组方中对兼病或兼证起主要治疗作用的药物称

     A. 君药   B. 佐药   C. 臣药

     D. 引经药   E. 调和药

54. 麻黄、紫苏、白芷属于

     A. 理气药   B. 补益药   C. 泻下药

     D. 辛温解表药   E. 辛凉解表药

55. 下列哪种药主治外感风热表证

     A. 人参   B. 柴胡   C. 黄芪

     D. 川芎   E. 五味子

56. 复方汤剂浸泡药一般

     A. 15~30 分钟   B. 30~60 分钟   C. 20~40 分钟

     D. 20~30 分钟   E. 10~15 分钟

57. 下列哪味药需要先煎

     A. 薄荷   B. 水牛角   C. 车前子

     D. 滑石   E. 黄芪

58. 滑石的煎煮方法正确的是

     A. 先煎   B. 后下   C. 烊化

     D. 包煎   E. 冲服

59. 下列对于中药服用的方法,正确描述的是

     A. 消导药应饭前服用

     B. 平喘药应睡前时服用

     C. 病情危重时,可一次性大量的服用

     D. 当汤药要求温服时,放凉后汤药,加温后即可服用

     E. 驱虫药宜饭后服

60. 下列各类药物中,需要包煎的是

     A. 泥沙多的药物   B. 介壳类药物

     C. 质轻量多的药物   D. 对咽喉有不良刺激的药物

     E. 贵重的药

61. 阿胶的煎煮方法是

     A. 先煎   B. 后下   C. 烊化

     D. 包煎   E. 冲服

62. 中药煎煮用具选择适宜的是

     A. 铁锅   B. 铅锅   C. 砂锅

     D. 不锈钢容器   E. 铜锅

63. 中药煎药用水,下列描述不正确的是

     A. 选取的水质不好,也可用来煎药

     B. 药材倒入容器内,第一煎加水应温过药物 2~3cm 处

     C. 煎药过程中,若水不够可适量加水

     D. 煎药之前宜先用冷水泡药

     E. 一般复方药泡药需要 30 分钟到 1 小时

64. 下列药物需要先煎的是
    A. 介壳类
    B. 淡竹叶、菊花、桑叶
    C. 质轻量多的植物药
    D. 泥沙多的药物
    E. 对咽喉有不良刺激的药物

65. 对清热燥湿药描述正确的是
    A. 主治火热较盛的病证
    B. 一般用量不宜过大,因为过服易伐胃伤阴
    C. 石膏、芦根等是其常用药
    D. 急性热病常用清热燥湿药
    E. 清热燥湿药能清解营分、血分的实热

66. 下列属于解表药的是
    A. 金银花
    B. 黄芩
    C. 麻黄
    D. 青蒿
    E. 大青叶

67. 凡能祛除湿邪,主治湿性病证的药物,称为
    A. 祛湿药
    B. 清热燥湿药
    C. 解表药
    D. 理气药
    E. 开窍药

68. 麻黄汤主治证候的病机是
    A. 外感风寒湿邪,内有蕴热
    B. 外感风寒,营卫不和
    C. 外感风寒,肺气失宣
    D. 外感风寒,内有寒饮
    E. 风邪犯肺,肺失清肃

69. 下列哪种病证不是开窍剂的适应证
    A. 中风而见神昏谵语者
    B. 气郁而见神昏谵语者
    C. 痰厥而见神昏谵语者
    D. 阳明腑实证而见神昏谵语者
    E. 中暑而见神昏谵语者

70. 一般来说宜用黄酒送服的药是
    A. 解表药
    B. 泻下药
    C. 止血药
    D. 祛风湿药
    E. 清热药

71. 服用发汗解表药禁用或慎用解热镇痛类西药的原因
    A. 西药太贵
    B. 西药副作用大
    C. 重复用药
    D. 解表药本身就有镇痛作用
    E. 防止汗出过多从而伤阴

72. 年老体弱、孕妇、产后便秘者宜用
    A. 润下药
    B. 攻下药
    C. 峻下药
    D. 活血药
    E. 利湿药

73. 下列说法正确的是
    A. 长期服用抗风湿药酒不会中毒
    B. 长期服用抗风湿药酒的病人,一旦出现舌麻、头晕等症状,即为中毒反应,应立即停药
    C. 血虚者可以服用祛风湿药
    D. 芳香化湿药入汤剂时宜久煎
    E. 服渗水利湿药后应注意观察大便的变化

74. 温里类方药中肉桂入汤剂,宜

    A. 先煎　　　　　　　　B. 包煎　　　　　　　　C. 烊化

    D. 后下　　　　　　　　E. 冲服

75. 服消导类方药宜

    A. 饭前服　　　　　　　B. 饭后服　　　　　　　C. 晨起服

    D. 睡前服　　　　　　　E. 空腹服

76. 活血化瘀类方药宜

    A. 饭前服　　　　　　　B. 睡前服　　　　　　　C. 晨起服

    D. 饭后服　　　　　　　E. 空腹服

77. 咽喉疾病病人服用化痰止咳平喘药时,宜

    A. 饭前服　　　　　　　B. 睡前服　　　　　　　C. 多次频服,缓慢下咽

    D. 晨起服　　　　　　　E. 饭后服

78. 服用开窍类药物时,下列哪个说法是错误的

    A. 开窍剂辛香走窜,易挥发,故只入丸散剂

    B. 开窍剂为急救、治标之品,故只宜暂服

    C. 搐鼻取嚏之通关开窍之法,禁用高血压病人

    D. 开窍剂宜少量频服

    E. 为了维持药效,当病人清醒后仍应服用开窍剂

79. 关于贴敷膏药正确的是

    A. 在贴敷前将膏药火烤软化　　　　　　　B. 残留在皮肤上的膏药可用水洗净

    C. 贴敷时间越长效果越好　　　　　　　　D. 任何人都可以贴敷

    E. 所有膏药必须每日更换一次

80. 下列哪种病人适宜使用熏蒸疗法

    A. 发热病人　　　　　　B. 昏迷病人　　　　　　C. 血友病病人

    D. 皮肤病未溃破病人　　E. 哮喘病人

81. 指导遣方用药的主要依据是

    A. 病人性别　　　　　　B. 病人年龄　　　　　　C. 病人体质

    D. 治疗方法　　　　　　E. 气候因素

82. 下列哪项不属于组方原则

    A. 君　　　　　　　　　B. 臣　　　　　　　　　C. 小

    D. 佐　　　　　　　　　E. 使

83. 关于君药的涵义,下列说法正确的为

    A. 针对兼病或兼证起主要治疗作用的药物

    B. 针对次要兼证起主要治疗作用的药物

    C. 辅助臣药加强治疗主病或主证作用的药物

    D. 针对主病或主证起主要治疗作用的药物

    E. 减缓方中其他药物的毒烈性

84. 一首方剂中必不可少的药物为

    A. 反佐药　　　　　　　B. 使药　　　　　　　　C. 佐助药

    D. 臣药　　　　　　　　E. 君药

85. 方剂药味加减变化中,在不改变治疗方向的前提下,不包括方中哪种药物的加减变化

    A. 臣药   B. 反佐药   C. 君药

    D. 使药   E. 佐制药

86. 临床使用最广的中药剂型是

    A. 汤剂   B. 丹剂   C. 散剂

    D. 膏剂   E. 酒剂

87. 下列关于灌肠的表述正确的是

    A. 一般使用硬质导管进行灌肠

    B. 灌肠的中药药液应放凉使用

    C. 灌肠可使用滴注或是推注方式

    D. 进入大肠中的导管长度应不超过 10cm

    E. 病人一般应采用俯卧位进行灌肠

88. 煎药用水不可用

    A. 井水   B. 江河水   C. 纯净水

    D. 自来水   E. 沸水

89. 下列哪项不是大承气汤的主治病证

    A. 阳明腑实证   B. 热结旁流   C. 阴虚肠燥证

    D. 热厥属里热积滞者   E. 痉病属里热积滞者

90. 方剂组成的目的是

    A. 增强原药效   B. 制约烈毒性   C. 随证加减

    D. 综合多药效   E. 产生新药效

91. 不适宜用温补类药物进行饮食调护的病人是

    A. 气虚   B. 阳虚   C. 阴虚

    D. 寒证   E. 虚证

92. 热证、阳证常用的调护饮食是

    A. 大葱   B. 生姜   C. 花椒

    D. 绿茶   E. 大枣

93. 产后哺乳期间饮食宜富于营养,容易消化,补而不腻,不适宜食用

    A. 温热类药物   B. 寒凉类药物   C. 健脾益气药物

    D. 骨头汤类   E. 补益气血类药物

94. 可以多食辛温升散之品的季节是

    A. 春季   B. 夏季   C. 长夏

    D. 秋季   E. 冬季

95. 病室通风护理,不适宜的是

    A. 忌对流风直接袭击病人   B. 夏季多开窗

    C. 冬季少开窗   D. 体虚易出汗病人,通风时宜穿衣盖被

    E. 服解表药发汗时,宜开窗通风

96. 减少病人服药格拒,真热假寒用寒药,服药最好选用

    A. 温服   B. 热服   C. 凉服

    D. 加酒服   E. 无严格规定

97. 芳香化湿药入煎剂应
    A. 先煎　　　　　　　　B. 烊化　　　　　　　　C. 不宜久煎
    D. 冲服　　　　　　　　E. 泡服

98. 附子入汤剂先煎的主要目的是
    A. 增强疗效　　　　　　B. 产生新作用　　　　　C. 充分煎出有效成分
    D. 减轻毒性　　　　　　E. 改变药物的性能

99. 使用解表剂的注意事项,不正确的一项是
    A. 不宜久煎　　　　　　　　　　　　B. 避风寒
    C. 疮疡、麻疹、水肿者也可应用　　　D. 发汗不宜大汗淋漓
    E. 以服后微汗为度

100. 归经反映药物作用的
    A. 部位　　　　　　　　B. 原理　　　　　　　　C. 范围
    D. 趋向性　　　　　　　E. 升降浮沉

101. 病人,女,50岁,体弱多病,形体消瘦,气短乏力,纳食不香,头晕心慌,面色苍白,时嗳气,腹胀,经查诊断为胃下垂。应选用的药物是
    A. 味辛、升浮药　　　　B. 味甘、升浮药　　　　C. 味甘、沉降药
    D. 味酸、沉降药　　　　E. 味苦、沉降药

102. 病人,男,45岁,恶寒怕冷,咯吐痰涎,色白清稀,鼻塞流清涕,四肢不温。用药宜首选四气中哪种药物
    A. 温热性药物　　　　　B. 寒凉性药物　　　　　C. 平性药物
    D. 辛味药物　　　　　　E. 苦味药

103. 病人,女,25岁,妊娠3个月,现呕吐不止。此类病人服中药的方法应是
    A. 饭前服　　　　　　　B. 饭后服　　　　　　　C. 小量频服
    D. 睡前服　　　　　　　E. 清晨服

104. 病人,男,32岁,发热,头痛,咳嗽,咳黄痰,经诊断为肺热咳嗽,应选用的药物是
    A. 归肺经温热性药物　　B. 归肺经寒凉性药物　　C. 归肺经辛甘味药物
    D. 归心经寒凉性药物　　E. 归胃经寒凉性药物

105. 病人,男,65岁,便秘3年,平时有口渴,皮肤干燥,请问选用以下哪类方剂最为合适
    A. 解表类　　　　　　　B. 清热类　　　　　　　C. 泻下类
    D. 理气类　　　　　　　E. 活血化瘀类

106. 病人,女,35岁,素体虚弱,面色萎黄,近来感心慌失眠,月经量多,舌淡,脉细,经中医医生诊断贫血(气血不足证)。针对该诊断疾病,以下哪个处理方法不合适
    A. 应该给予补益气血类药物治疗
    B. 用中药治疗时宜在饭前空腹服
    C. 服药期间忌油腻、辛辣、生冷及不易消化食品
    D. 应坚持服药并加强身体锻炼
    E. 若兼有感冒仍宜使用补益类药

107. 病人,男,65岁,近几年常感头昏头晕,目眩眼花,2天前因工作紧张,情绪比较激动,上述症状加重,测血压为150/98mmHg,经中医诊断为高血压(肝阳上亢证)。以下处理方式不正确的是

A. 饮食宜清淡,忌辛辣、烟酒及高盐食物

B. 服药期间应关注病人血压、脉搏、精神状态

C. 解除焦虑和紧张心理,保持身心放松

D. 一般宜饭前空腹服用

E. 当出现高血压危象时,应及时急救处理

108. 病人,女,50岁,近半年来入寐困难,多梦易醒,头晕目眩,面色少华,辨证为心血虚证。病人应用哪种中药最为合适

A. 补益药   B. 清热药   C. 安神药

D. 消食药   E. 理气药

109. 病人,男,60岁,咳嗽,痰稠色黄不易咳出,大便秘结,舌红苔黄,脉滑数。治疗宜首选止咳平喘类药,以下表述哪项正确

A. 痰多黏稠、咳出无力者,应及时雾化化痰或人工吸痰

B. 平喘药宜于哮喘发作后服用

C. 服药期间宜食辛辣肥腻、高脂肪高蛋白食物

D. 宜多室外活动,不用避风

E. 以上都正确

110. 病人,男,35岁,近日出现鼻塞流涕,打喷嚏,恶寒,发热轻,周身酸痛,咳嗽,稀白痰,舌苔薄白,脉浮紧,医生诊断为风寒感冒。以下护理措施不正确的是

A. 以辛温解表为主,禁投寒凉之剂

B. 服药前先饮热开水,并加盖被毯助汗出

C. 房间保暖,避风,"切忌汗出当风"

D. 晚上宜用热水烫脚,以温阳散寒

E. 应多食含热量高的肥肉类食物,以提高热量助祛寒

111. 病人,女,20岁,近患风热感冒,症状为高热,恶寒轻,汗出口干,头胀身痛,咽痛,咳嗽痰稠,尿少且黄,舌苔薄黄,脉浮数。其护理措施正确的是

A. 风热感冒以辛温解表、清热解毒为主

B. 宜多穿衣物保暖发汗

C. 高热时可给予物理降温,如冰袋冷敷头部

D. 可多吃辛辣刺激性食物,以发汗降温

E. 不建议多饮水

112. 病人,女,28岁,近期工作忙碌,连续2个月未来月经,伴身体疲倦,乏力,舌苔薄白,脉沉迟。以下用药护理不正确的是

A. 用药应以调经药为主   B. 饮食易清淡易消化食物

C. 加强情绪调控   D. 调经药宜行经前数日和经期服用

E. 可以大量使用活血化瘀药

113. 病人,女,52岁,主诉心悸,气短,时有咳喘,望诊面色淡白,舌质淡,诊断为心肾两虚证。以下说法正确的是

A. 应使用解表剂治疗   B. 应使用理气剂治疗

C. 应使用补益剂治疗   D. 应使用温里剂治疗

E. 先观察,不用治疗

114. 病人,男,30岁,半个月前外感后出现恶寒发热,头痛身痛,口不渴,舌淡,苔薄,脉浮。八纲辨证属于寒证,以下护理方法正确的是

    A. 服药应该凉服　　　　　　　　　B. 服药应该温服

    C. 服药后可吃凉饮以降温　　　　　D. 服药应以出大汗为佳

    E. 服药后应进行剧烈运动

115. 病人,女,42岁,病人面白无华,唇色淡白,爪甲苍白,头晕眼花,心悸失眠,月经量少色淡,舌淡苔白,脉细无力,属血虚证,应该选用哪类方剂进行治疗

    A. 补气方剂　　　　　B. 补血方剂　　　　　　　C. 补阴方剂

    D. 补阳方剂　　　　　E. 补精方剂

116. 病人,女,30岁,全身浮肿,腰以下为甚,按之凹陷难复,伴有脘闷纳减,尿清便溏,畏寒肢冷,面色萎黄,神倦乏力,苔白滑腻,脉沉缓,辨证为脾阳虚之水肿,以下调护正确的是

    A. 营养丰富,易于消化　　　　　　B. 肥甘厚味的油腻食品

    C. 黏滑硬固食物　　　　　　　　　D. 饮食宜咸

    E. 滋补粘腻之药

117. 病人,男,30岁,昨天晚上因受凉,今晨表现怕冷,发热,无汗,头痛,肢节疼痛,鼻流清涕,咽痒,咳嗽,痰稀色白,舌苔白而润,脉浮紧。辨证为风寒感冒,下述护理中错误的是

    A. 服药后加被覆盖,以利汗出解表

    B. 服药后汗不出,可饮热粥或汤以助发汗

    C. 汗出不畅者,可加刺大椎、曲池以透邪发汗

    D. 汗出热退有汗者,用冷毛巾擦拭

    E. 注意防寒保暖,避免直接吹风受凉

118. 病人,女,19岁,2天前外感后出现身热,微恶风,少汗,肢体疼痛,头昏胀痛,咳嗽黄稠,流黄浊涕,心烦,口中粘腻,渴不多饮,胸闷,泛恶,苔薄黄而腻,脉濡数。医生处方中含有薄荷,以下护理方法正确的是

    A. 药物的煎煮时间不宜过长,10~15分钟为佳

    B. 药物的煎煮时间可以稍长,20~30分钟为佳

    C. 薄荷在煎煮时应该先下

    D. 薄荷在煎煮时应该后下

    E. 薄荷在煎煮时应该包煎

119. 病人,女,36岁,孕6个月,3天前出现下肢水肿,先从两脚开始,渐往小腿上延伸,出现水肿,伴腰酸,舌苔淡白,脉沉。以下中药治疗及护理方法正确的是

    A. 可以大量使用利水、逐水药　　　B. 可以加用一些活血化瘀药

    C. 应让病人尽量卧床休息　　　　　D. 可以使用木通、牵牛子等中药

    E. 应使用温和的砂仁等淡渗利湿药

120. 病人,男,53岁,突然昏倒,不省人事,牙关紧闭,两手握固,四肢厥冷,胸膈喘满,呼吸气粗,脉象沉弦。以下用药治疗及护理方法错误的是

    A. 服药时可采用鼻饲法　　　　　　B. 应强制撬开牙齿服药

    C. 服药可以采用小量频服的方法　　D. 开窍药煎煮时间不宜长

    E. 服药以汤剂为主,也可使用丸剂

（121~123 题题干）

病人,男,20 岁,参加同学聚会后第 2 天清晨出现脘腹胀满,不思饮食,恶心呕吐,嗳气吞酸,舌苔厚腻。

121. 医生诊断为食积证,该病证应以哪类中药为主
    A. 理气药 　　　　　　　 B. 消食药 　　　　　　　 C. 驱虫药
    D. 补气药 　　　　　　　 E. 泻下药

122. 如果该方中医生用了贝壳类中药,其煎法是
    A. 后下 　　　　　　　　 B. 单煎 　　　　　　　　 C. 先煎
    D. 包煎 　　　　　　　　 E. 研末冲服

123. 该类方药的服药方法是
    A. 睡前服 　　　　　　　 B. 空腹服 　　　　　　　 C. 饭后服
    D. 不定时频服 　　　　　 E. 晨起服

（124~126 题题干）

病人,女,28 岁,经常性偏头痛,昨日因感受风寒头痛加剧,并伴有头晕,鼻塞,怕风,舌苔薄白,脉浮。

124. 医生诊断为风寒感冒证,该病证治疗应以哪类中药为主
    A. 理气药 　　　　　　　 B. 清热药 　　　　　　　 C. 解表药
    D. 补气药 　　　　　　　 E. 泻下药

125. 该类中药的煎煮时间一般应是
    A. 0~5 分钟 　　　　　　 B. 5~10 分钟 　　　　　 C. 10~15 分钟
    D. 15~20 分钟 　　　　　 E. 20~30 分钟

126. 该类中药服药护理方法,以下哪项正确
    A. 服药后宜剧烈运动以出汗助药力 　　　 B. 服药后宜进食温粥以助药力
    C. 服药后宜进食辛辣食物以助药力 　　　 D. 此类中药可长时间煎煮
    E. 以上都不正确

（127~129 题题干）

病人,男,21 岁,足部出现疮疡 2 天,局部红肿热痛,伴有口渴,舌苔薄黄,脉滑数。

127. 请问可以选用以下哪一类中药治疗
    A. 解表药 　　　　　　　 B. 活血止痛药 　　　　　 C. 清热解毒
    D. 补益气血药 　　　　　 E. 清退虚热

128. 如病人不想内服药物,想外用贴敷,应选用以下哪种剂型为佳
    A. 散剂 　　　　　　　　 B. 丸剂 　　　　　　　　 C. 酒剂
    D. 乳膏剂 　　　　　　　 E. 硬膏剂

129. 关于外用贴敷剂的用药护理,下列错误的是
    A. 硬膏使用时应先加热软化
    B. 贴敷前应先对局部进行清洁
    C. 如出现发痒等过敏症状,应及时去掉
    D. 如出现水疱应把水疱挑破后继续贴敷
    E. 贴敷一般宜 1 日 1 次或 2 日 1 次

（130~132 题题干）

病人,女,40 岁,身体瘦弱,面色萎黄无华,食少纳差,四肢乏力,经常忘事情,舌淡,脉细弱。

130. 医生诊断为气血亏虚证,该病证应以哪类中药为主
    A. 理气药　　　　　　　　B. 消食药　　　　　　　　C. 温里药
    D. 补气药　　　　　　　　E. 泻下药

131. 该类中药的服用方法是
    A. 饭前空腹　　　　　　　B. 饭后服　　　　　　　　C. 睡前服
    D. 不定时服　　　　　　　E. 晨起服

132. 该类药物的煎煮时间和方法正确的是
    A. 煎煮时间宜不超过 10 分钟　　　　　　B. 煎煮时间宜 30~60 分钟
    C. 可用铝锅煎煮　　　　　　　　　　　　D. 宜先文火,后武火
    E. 如用人参应一起煎煮

（133~136 题题干）

病人,女,45 岁,近 3 个月来入寐困难,多梦易醒,诊断为失眠病。

133. 病人应用哪类中药为主治疗最为合适
    A. 安神药　　　　　　　　B. 清热药　　　　　　　　C. 温里药
    D. 补气药　　　　　　　　E. 理气药

134. 假如药物中要用到贝壳类中药,以下说法正确的是
    A. 打碎冲服　　　　　　　B. 研末冲服　　　　　　　C. 打碎先煎
    D. 直接煎　　　　　　　　E. 后下

135. 假如药物中要用到朱砂,以下说法正确的是
    A. 朱砂可直接入汤剂　　　　　　　　　　B. 朱砂宜直接吞服
    C. 朱砂每剂药可用 10 克　　　　　　　　D. 朱砂可长期服用
    E. 朱砂不可长期服用

136. 该类药物的服药方法是
    A. 饭后服　　　　　　　　B. 饭前空腹　　　　　　　C. 睡前服
    D. 不定时腹　　　　　　　E. 晨起服

（137~140 题题干）

病人,女,28 岁,近半年来月经过多,淋漓不断,面色萎黄,少气懒言。

137. 病人应用哪类中药为主治疗最为合适
    A. 安神药　　　　　　　　B. 清热药　　　　　　　　C. 温里药
    D. 补气药　　　　　　　　E. 理气药

138. 假如药物中要用到中药阿胶,以下关于阿胶的用法表述正确的是
    A. 打碎冲服　　　　　　　B. 研末冲服　　　　　　　C. 先煎
    D. 烊化　　　　　　　　　E. 后下

139. 该病人的用药护理方法不正确的是
    A. 饮食宜清淡易消化　　　　　　　　　　B. 药物可饭前空腹服用
    C. 多卧床休息,避免劳累　　　　　　　　D. 避免情绪刺激
    E. 可以使用大量活血药

140. 假如在治疗的过程中突然出现流血不止的情况,以下处理方式正确的是
    A. 继续服用原来药物
    B. 在原药物的基础之上加止血药
    C. 停药观察
    D. 嘱病人应抓紧时间转院
    E. 在原药物的基础之上加补气药

(141~144 题题干)

病人,男,21 岁,感冒 2 天未及时就医,现开始出现高热,大汗,口渴,舌苔黄厚。

141. 病人应用哪类中药为主治疗最为合适
    A. 解表药
    B. 清热药
    C. 温里药
    D. 补气药
    E. 理气药

142. 假如药物中要用到中药薄荷,以下关于薄荷的用法表述正确的是
    A. 冲服
    B. 后下
    C. 先煎
    D. 烊化
    E. 包煎

143. 假如该病人突然出现痰多黏稠、难以咳出症状,以下的护理方法正确的是
    A. 饮食可不忌辛辣
    B. 药物可饭前空腹服用
    C. 注意观察心率情况
    D. 应及时增加雾化吸入治疗
    E. 以上都不正确

144. 假如在治疗的过程中突然出现高热不退的情况,以下护理措施不正确的是
    A. 可采用乙醇擦浴物理降温方法
    B. 可增加服用清热解毒类药物
    C. 应及时清除口腔异物,防止高热抽搐咬伤舌头
    D. 应及时报告主管医生
    E. 应及时增添衣被,以助发汗

(145~147 题题干)

病人,女,10 岁,昨晚因为吃了不洁食物后,出现腹痛,里急后重,泻出水样便。

145. 该病人饮食调护的最佳食物是
    A. 膏粱厚味
    B. 清淡饮食
    C. 辛辣食物
    D. 凉硬饮食
    E. 油腻食物

146. 如果医生处方中含有生大黄,那么该如何煎煮
    A. 先煎
    B. 后下
    C. 包煎
    D. 单煎
    E. 冲服

147. 如果病人出现严重脱水症状,以下护理方法不正确的是
    A. 观察出入量,及时补液
    B. 建议医生使用收涩药
    C. 建议病人饮食宜清淡
    D. 为增加营养,建议病人多吃油腻
    E. 收涩药的使用应遵循中病即止的原则

(148~150 题题干)

病人,女,17 岁,因体育活动不慎骨折。

148. 针对骨折病人,中药主要采用
    A. 解表止痛法
    B. 温里活血法
    C. 活血疗伤法

D. 补益气血法　　　　　E. 健胃消食法

149. 入院后遵医嘱给予治疗护理,以下采取的中药护理措施正确的是

A. 可以采用中药洗浴的方法　　　　B. 可以采用中药外敷的方法

C. 可以采用中药灌肠的方法　　　　D. 可以采用中药熏蒸的方法

E. 可以采用中药刮痧的方法

150. 因病人年轻不会煎药,需要护理指导,以下指导方法错误的是

A. 煎药应使用砂锅　　　　　　　B. 煎药可使用自来水

C. 应先大火煮沸,再小火慢煎　　　D. 加水量宜浸没药物 2~3cm 为宜

E. 煎药时间越长越好

二、名词解释

1. 中药的性能

2. 四气

3. 五味

4. 平性药

5. 升降浮沉

6. 归经

7. 毒药

8. 君药

9. 臣药

10. 佐制药

11. 反佐药

12. 引经药

13. 散剂

14. 膏剂

15. 解表药

16. 清热药

17. 泻下药

18. 温里药

19. 补益药

20. 平肝息风药

21. 和解剂

22. 祛湿剂

23. 祛痰剂

24. 润燥剂

25. 理气剂

26. 先煎

27. 后下

28. 溶化

29. 文火

30. 武火

三、填空题

1. 药性理论的基本内容包括_____、_____、_____、_____、_____等。

2. 四气是指药物所具有的_____、_____、_____、_____四种不同的药性,又称_____。

3. 归经理论的形成以_____为基础,以_____为依据。

4. 药性理论中,表示药物作用部位的是_____,反映药物作用趋向性的是_____。

5. 解表药分为_____、_____两类。

6. 清热药包括_____、_____、_____、_____、_____五类。

7. 化痰止咳平喘药包括_____、_____、_____三类。

8. 方剂的变化规律包括_____、_____和_____。

9. 中药方剂剂型常见的有_____、_____、_____、_____、_____、_____等(任写五种)。

10. 解表剂分为_____和_____。

11. 止血药分为_____、_____、_____、_____。

12. 利水渗湿药是指以_____、_____为主要功效的药物。

13. 补虚药包括_____、_____、_____、_____。

14. 泻下剂包括_____、_____、_____。

15. 和解剂包括_____、_____、_____。

16. 消导剂包括_____和_____。

17. 熏蒸前病人需喝_____,以防汗出太多造成_____。

18. 熨敷温度一般不超过_____,时间以_____为宜。

19. 洗浴时浴室温度在_____为宜,药液温度以_____为宜,防止烫伤病人。

20. 中药灌肠一般插管深度为_____,药液温度在_____左右,灌注后应保留_____。

21. 解表药、清热药入汤剂宜_____煎煮;补养药入汤剂需_____煎煮。

22. 煎煮方法包括先煎、后下、_____、另煎、_____、_____、冲服、_____等。

23. 服药时间,滋补药多滋腻碍胃,宜_____服;安神药宜_____服。

24. 煎药的火候有_____、_____之分。

25. 对于神志不清或因其他原因不能口服时,可采用_____给药法。

四、简答题

1. 中药药性的概念及内容是什么?

2. 酸味药的主要功效有哪些?

3. 何谓"四气"?四气主要说明药物的什么性质?

4. 药性理论中五味的含义是什么?

5. 简述辛味药的作用及主治病证。

6. 简述甘味药的作用及主治病证。

7. 简述中药归经对临床的指导意义
8. 举例说明具有哪些特点的药物在入汤剂时应当先煎？
9. 举例说明具有哪些特点的药物在入汤剂时应当后下？
10. 举例说明具有哪些特点的药物在入汤剂时应当包煎？
11. 举例说明具有哪些特点的药物在入汤剂时应当另煎？
12. 为什么补虚药性味多甘？
13. 安神药主入心、肝二经的原因是什么？
14. 祛湿剂的分类包括哪些？
15. 简述气血双补剂的适应症和代表方剂。
16. 简述收涩类药物服法及护理措施。
17. 简述补益类药物服法与护理措施。

五、论述题

1. 举例说明中药的四气是怎样确定的？
2. 煎煮汤剂有哪些注意事项？
3. 解表类药物服法与护理措施。
4. 清热类药物服法和护理措施有哪些？
5. 举例说明中药的特殊煎法（任选三种特殊煎法加以论述）。
6. 活血化瘀类药物服法与护理措施有哪些？
7. 化痰止咳平喘类药服法与护理措施有哪些

（秦建设）

第九章　针灸疗法与护理

【重点提示】

一、腧穴常识

（一）腧穴的分类

1. 十四经穴　有固定的名称、位置和归经，且归属于十二经和任脉、督脉的腧穴。

2. 经外奇穴　既有一定名称又有明确位置，但尚未归入十四经系统的腧穴。

3. 阿是穴　既无固定名称，也无固定位置，而是以压痛点或其他反应点为针灸施术部位的一类腧穴。

（二）腧穴的作用

1. 近治作用　治疗其所在部位局部及其邻近组织、器官病证的作用，这是一切腧穴主治作用所共有的特点。

2. 远治作用　不仅有治疗局部病证的作用，还有治疗本经循行所达的远隔部位的脏腑、组织、器官病证的作用，亦称循经作用。这也是十四经腧穴主治作用的重要特点。

3. 特殊作用　有些腧穴具有双向的良性调节作用和相对的特异治疗作用。双向良性调节作用指同一腧穴对机体不同的病理状态，起到两种相反而有效的治疗作用。相对的特异治疗作用指某些腧穴其主治作用所具有的相对特异性。

（三）腧穴的定位方法

1. 体表解剖标志定位法　又称自然标志定位法，是以人体解剖学的各种体表标志作为依据，来确定腧穴定位的方法。解剖标志分为固定标志和活动标志。

2. "骨度"折量定位法　以体表各部骨节为标志，按照比例规定全身各部的长度和宽度，以确定腧穴位置的方法，是作为全身折量取穴的标准方法，亦称作"骨度法"。

3. 指寸定位法　依据被取穴者本人手指尺寸为折量标准，来量取腧穴的方法。

二、常用腧穴

腧穴是人体脏腑经络之气输注在体表的特殊部位，是针灸推拿施术的部位。十四经穴是腧穴中的最主要部分，共有 362 个穴名，670 个穴位。临床常用经穴约占 1/3，教材所选腧穴更是重中之重，不但需要熟悉其定位和主治，同时应熟悉其操作方法。

三、针灸法

1. 毫针刺法、电针法、皮内针法、皮肤针法、水针法、耳针法临床的适用范围越来越广泛，在针灸、康复、骨伤、内、外、妇、儿、五官等科疾病治疗中均可应用。灸法在亚健康保健方面也愈加流行。

2. 毫针刺法、电针法、灸法的基本操作方法。

3. 毫针刺法、电针法、皮内针法、皮肤针法、水针法、耳针法的护理方法，注意治疗与护理环境、病人的耐受程度、操作注意事项等问题。

【疑难解析】

一、腧穴

十二正经上的穴位都是左右对称分布，每个穴名都有两个穴位。经外奇穴与十四经穴的区别就是其目前尚无明确的归经。

四肢肘膝关节以远部位的穴位多有远治作用。其远治作用是指该腧穴除了能治疗所在经脉循行以远部位的症证，还能治疗本经所属脏腑的症证，也能治疗与本经相表里的经脉所属脏腑的病证。

二、针灸法

毫针刺法中 4 种进针法，操作要领虽各有不同，但基本要求是持针稳、取穴准、动作轻、进针快（个别除外），进针手法熟练，用力均匀。

电针法的操作要领是一路输出电极要接在身体的同侧，调节输出量应缓慢，电流强度应逐渐由小到大。

皮内针法的操作要领是选择合适的穴位进行埋针，尤其针对某些需要久留针的疼痛性疾病和久治不愈的慢性病证。

水针法的操作要领是取穴少，注射动作轻巧，注射药量及部位不宜过多，严格掌握水针法的禁忌证和禁注部位。

皮肤针法的操作要领是运用灵活的腕力直刺、弹刺、速刺。不可斜刺、压刺、慢刺、拖刺，避免使用臂力。

耳针法的操作要领是寻找反应点，精准确定耳穴，根据具体病情灵活运用针刺、埋针、贴压等方法治疗疾病。

灸法的操作要领是体位选择恰当，讲究施灸的顺序，注意禁灸和慎灸以及灸疗安全等问题。

【方法指津】

在熟悉常用腧穴定位和主治的基础上，加以理解和掌握，并学以致用，在生活或临床中用腧穴知识指导病人和群众开展预防和保健。

重视毫针刺法、电针法、灸法的实践操作，熟练后可在病人身上施术，反复揣摩，在实践中领会操作要领。

严格掌握毫针刺法、电针法、皮内针法、皮肤针法、水针法、耳针法、灸法的适用范围，以保证治疗效果。

【测试习题】

一、选择题

1. 人体的腧穴分类为
   A. 十四经穴、经外奇穴、压痛点　　　　　B. 十四经穴、经外奇穴、阿是穴
   C. 十四经穴、耳穴、阿是穴　　　　　　　D. 头穴、耳穴、阿是穴
   E. 头穴、耳穴、体穴

2. 经外奇穴的特点是
   A. 无固定部位　　　　B. 归属十二经脉　　　　C. 没有主治功效
   D. 有明确位置　　　　E. 归属任脉、督脉

3. 首提阿是穴的古代医家是
   A. 张仲景　　　　　　B. 华佗　　　　　　　　C. 皇甫谧
   D. 李时珍　　　　　　E. 孙思邈

4. 下列能体现近治作用的腧穴是
   A. 腹部疾病用足三里　　B. 面口疾病用合谷　　　C. 头项疾病用列缺
   D. 腰背疾病用委中　　　E. 眼部疾病用睛明

5. 下列能体现远治作用的腧穴是
   A. 眼部疾病用睛明　　　B. 面口疾病用地仓　　　C. 肩部疾病用肩髃
   D. 胃脘疾病用中脘　　　E. 腰背疾病用委中

6. 下列能体现特殊作用的腧穴是
   A. 心律失常用内关　　　B. 面口疾病用地仓　　　C. 眼部疾病用精明
   D. 胃脘疾病用中脘　　　E. 腰背疾病用委中

7. 微张口,耳屏正中前缘凹陷中取听宫,采用取穴方法是
   A. 指寸定位法　　　　　B. "骨度"折量定位法　　C. 体表解剖标志定位法
   D. 简易取穴法　　　　　E. 以上说法均不对

8. 下列哪项不是指寸定位法
   A. 拇指同身寸　　　　　B. 中指同身寸　　　　　C. 横指同身寸
   D. 示指同身寸　　　　　E. 一夫法

9. 下列哪项不属于手太阴肺经腧穴是
   A. 中府　　　　　　　　B. 合谷　　　　　　　　C. 孔最
   D. 尺泽　　　　　　　　E. 少商

10. 下列哪项不属于手阳明大肠经腧穴是
    A. 合谷　　　　　　　　B. 手三里　　　　　　　C. 偏历
    D. 孔最　　　　　　　　E. 迎香

11. 下列哪项不属于单手进针法的是
    A. 夹持进针　　　　　　B. 舒张进针　　　　　　C. 提捏进针
    D. 按压进针　　　　　　E. 以上叙述均不对

12. 关于平刺说法正确的是
    A. 又称横刺或沿皮刺
    B. 针身与皮肤呈 45° 角
    C. 针身与皮肤呈 90° 角
    D. 肌肉丰厚的腰、臀、四肢部的穴位
    E. 以上叙述均不对

13. 关于行针基本手法说法错误的是
    A. 行针又称运针,是指在针刺后为使得气而施行的针刺手法
    B. 提插法将针刺入穴位一定深度后,施行上提下插的操作
    C. 捻转法将针刺入穴位一定深度后,术手拇指和中、示指持住针柄进行前后捻转动作的操作方法
    D. 提插法将针刺入穴位一定深度后,术手拇指和中、示指持住针柄进行前后捻转动作的操作方法
    E. 以上叙述均不对

14. 关于晕针原因说法错误的是
    A. 体质虚弱,精神过度紧张
    B. 饥饿、疲劳,大吐泻
    C. 大出血后施针
    D. 诊室空气污浊
    E. 体位不当,施术手法过重

15. 下列关于水针说法错误的是
    A. 根据病情需要,选用各种供肌内注射的中西药物
    B. 将针头按照毫针法的角度和方向的要求迅速进入皮下或肌层的一定深度,并上下提插出现针感后,若回抽无血,即将药物注入
    C. 每日或隔日 1 次,10 次为一疗程
    D. 头面及耳部等处,可注 3~5ml
    E. 抗菌素或其他药物,以原药物剂量的 1/5~1/2 为宜

16. 在肩上,大椎穴与肩峰端连线的中点处为
    A. 翳风
    B. 肩井
    C. 大椎
    D. 肩髃
    E. 阳溪

17. 斜刺的角度应为
    A. 5° 左右
    B. 15° 左右
    C. 30° 左右
    D. 45° 左右
    E. 60° 左右

18. 水针法操作描述准确的是
    A. 迅速进入皮下或肌层的一定深度,若回抽无血,即将药物注入
    B. 迅速进入皮下或肌层的一定深度,并上下提插若回抽无血,即将药物注入
    C. 按照毫针法的角度和方向的要求迅速进入皮下或肌层的一定深度,若回抽无血,即将药物注入
    D. 按照毫针法的角度和方向的要求迅速进入皮下或肌层的一定深度,并上下提插出现针感后,若回抽无血,即将药物注入
    E. 按照毫针法的角度和方向的要求迅速进入皮下或肌层的一定深度,若回抽无血,然后上下提插出现针感后,将药物注入

19. 皮内针留针时间一般为
    A. 1 天
    B. 2~9 天
    C. 1 周

D. 1~2 天　　　　　　　　　E. 3~5 天

20. 皮内针针刺部位一般不选择在
    A. 背腧穴　　　　　　　B. 上肢穴　　　　　　　C. 耳穴
    D. 头穴　　　　　　　　E. 下肢穴

21. 电针法中,疏密波的疏、密交替持续的时间各约
    A. 1.5 秒　　　　　　　B. 2.5 秒　　　　　　　C. 0.5 秒
    D. 1 秒　　　　　　　　E. 5 秒

22. 百会位于
    A. 前发际正中直上 7 寸　　　　　　　B. 前发际正中直上 3 寸
    C. 前发际正中直上 5 寸　　　　　　　D. 前发际正中直上 2 寸
    E. 前发际正中直上 1 寸

23. 中脘位于
    A. 脐中上 3 寸,前正中线上　　　　　　B. 脐中上 4 寸,前正中线上
    C. 脐中上 2 寸,前正中线上　　　　　　D. 脐中上 1 寸,前正中线上
    E. 脐中上 5 寸,前正中线上

24. 足三里位于
    A. 在小腿外侧,犊鼻下 1 寸　　　　　　B. 在小腿外侧,犊鼻下 2 寸
    C. 在小腿外侧,犊鼻下 3 寸　　　　　　D. 在小腿外侧,犊鼻下 4 寸
    E. 在小腿外侧,犊鼻下 5 寸

25. 病人,男,因感冒后咳嗽阵作,有时气喘,咳甚痰中带血,鼻塞不通,经治疗多日无明显好转,近来出现潮热、盗汗等症状,应选下列何穴为主
    A. 心腧　　　　　　　　B. 肝腧　　　　　　　　C. 脾腧
    D. 肺腧　　　　　　　　E. 肾腧

26. 病人,男,平素头痛头晕,突发昏厥,神志不清,四肢抽搐,体温正常,经针刺合谷、内关穴后仍神志不清,宜选用下列何穴
    A. 涌泉　　　　　　　　B. 然谷　　　　　　　　C. 太溪
    D. 复溜　　　　　　　　E. 阴谷

27. 病人,女,陈发性心前区痛半年余,胸闷不舒,头晕无力,失眠多梦,西医诊断为"冠心病"。下列穴位中应首选
    A. 膻中　　　　　　　　B. 间使　　　　　　　　C. 神门
    D. 内关　　　　　　　　E. 三阴交

28. 病人,女,盛夏冒暑劳作,突发高热,头痛头晕,胸闷呕恶,诊断为中暑,拟以三棱针点刺放血,宜取的穴位是
    A. 内关　　　　　　　　B. 神门　　　　　　　　C. 大陵
    D. 天池　　　　　　　　E. 曲泽

29. 病人,男,7 岁,夜睡后不知排尿,常在尿床后方完全清醒,尤其当阴雨天或冬季常每夜遗尿 2~3 次,近 3 年症状加重,选取下列何穴最佳
    A. 气海　　　　　　　　B. 关元　　　　　　　　C. 中极
    D. 水分　　　　　　　　E. 阴陵泉

30. 病人,男,3岁,病儿飧泻反复2个月,消瘦月余,曾用中西药未见好转。现病儿食欲不振,腹膨胀满,面黄消瘦,肤干失荣,飧泻日7~8次,舌淡苔薄白,指纹淡滞。选取下列何穴为佳

    A. 外关　　　　　　　　B. 四缝　　　　　　　　C. 中泉

    D. 胃脘下俞　　　　　　E. 以上都不是

31. 病人,男,46岁,舌咽部疼痛,舌体肿胀,转动不灵,不能言语。选取下列哪个穴位最佳

    A. 少商　　　　　　　　B. 通里　　　　　　　　C. 金津、玉液

    D. 中冲　　　　　　　　E. 以上都不是

32. 病人,男,因朋友聚餐,饮食不慎,次日即腹泻,腹痛,大便赤白相杂,肛门灼热,有里急后重感,下列哪个穴位最佳

    A. 天枢　　　　　　　　B. 百会　　　　　　　　C. 命门

    D. 大椎　　　　　　　　E. 以上都不是

33. 病人,女,因恼怒致两胁胀痛,胸闷不舒,呕恶不欲食,口苦,舌红,脉弦滑。下列哪个穴位最佳

    A. 百会　　　　　　　　B. 期门　　　　　　　　C. 合谷

    D. 三阴交　　　　　　　E. 以上都不是

34. 病人,女,32岁,半年前因情志刺激出现痛经,小腹胀痛,经血量少,伴胸胁、乳房胀痛,舌黯,脉沉弦。下列哪个穴位最佳

    A. 大椎　　　　　　　　B. 关元　　　　　　　　C. 神门

    D. 太冲　　　　　　　　E. 以上都不是

35. 病人,女,26岁,妊娠30周,妇科检查为臀位,曾在产科的指导下做胸膝卧位,矫胎不效。现见面色淡白,神疲懒言,舌淡,苔薄白,脉滑无力。下列哪个穴位最佳

    A. 头维　　　　　　　　B. 关元　　　　　　　　C. 命门

    D. 至阴　　　　　　　　E. 以上都不是

36. 病人,男,耳鸣耳聋日久,时作时止,劳累后加剧,兼有头晕目眩,腰膝酸软,虚烦不眠,舌红苔白,脉细弱。下列哪个穴位适宜

    A. 合谷　　　　　　　　B. 听宫　　　　　　　　C. 百会

    D. 委中　　　　　　　　E. 以上都不是

37. 病人,女,50岁,2个月前出现右肩疼痛,上举和后伸明显受限,近来逐渐加重。医生在治疗时除在肩部选穴外,还选用了合谷穴、外关穴。选用合谷穴和外关穴体现了腧穴的

    A. 特殊作用　　　　　　B. 近治作用　　　　　　C. 远治作用

    D. 调整作用　　　　　　E. 以上都不是

38. 病人甲,男,40岁,腹痛,泄泻,小便量少。病人乙,女,38岁,腹胀腹痛,大便秘结不通。医生在处方选穴时均选用了天枢穴,体现了

    A. 特殊作用　　　　　　B. 近治作用　　　　　　C. 远治作用

    D. 调整作用　　　　　　E. 以上都不是

39. 某病人出现恶寒发热、无汗、头痛身疼、鼻塞流涕、喷嚏、苔薄白、脉浮紧的症状,下列哪个穴位最佳

    A. 大敦　　　　　　　　B. 太冲　　　　　　　　C. 百会

    D. 合谷　　　　　　　　E. 以上都不是

40. 某病人气逆而咳、痰少质黏,咳引胸胁作痛,面颊略红,咽干口苦,舌红,苔薄黄,脉弦数,下列哪个穴位最佳

    A. 天枢　　　　　　　B. 头维　　　　　　　C. 百会

    D. 肺俞　　　　　　　E. 以上都不是

41. 某病人呼吸急促,喉中痰鸣,气粗,咳痰黄稠,难咳出,舌红、苔黄腻,脉滑数,下列哪个穴位最佳

    A. 脾俞　　　　　　　B. 关元　　　　　　　C. 曲池

    D. 肺俞　　　　　　　E. 以上都不是

42. 某病人胃脘疼痛,有灼热感,口干不多饮、饮不解渴,大便秘结,舌红无苔,脉细数,下列哪个穴位最佳

    A. 足三里　　　　　　B. 百会　　　　　　　C. 曲池

    D. 太阳　　　　　　　E. 以上都不是

43. 某病人因家事不遂,喉间呃呃连声,胸胁、脘腹胀闷不舒,嗳气后纳减,苔薄白,脉弦,下列哪个穴位最佳

    A. 外关　　　　　　　B. 百会　　　　　　　C. 天突

    D. 风池　　　　　　　E. 以上都不是

44. 某病人经常反复呕吐,畏寒,四肢欠温,喜热饮,大便稀薄,1日3~4次,舌淡苔白,脉细弱,下列哪个穴位最佳

    A. 外关　　　　　　　B. 足三里　　　　　　C. 关元

    D. 风池　　　　　　　E. 以上都不是

45. 某病人是慢性泄泻病人,于黎明之前腹中微痛,痛即泄泻,泻而痛减,舌淡,脉沉细,下列哪个穴位最佳

    A. 脾俞　　　　　　　B. 涌泉　　　　　　　C. 合谷

    D. 大椎　　　　　　　E. 以上都不是

46. 某病人因朋友聚餐,饮食不慎,次日即腹泻,腹痛,大便赤白相杂,肛门灼热,有里急后重感,下列哪个穴位最佳

    A. 大椎　　　　　　　B. 涌泉　　　　　　　C. 太冲

    D. 天枢　　　　　　　E. 以上都不是

47. 某病人大便常结,燥如羊粪,形瘦神疲,纳呆口干,下列哪个穴位最佳

    A. 内关　　　　　　　B. 人迎　　　　　　　C. 太冲

    D. 天枢　　　　　　　E. 以上都不是

48. 某病人近一年来大便时或稍劳肛门即脱出,不能自行回纳,肛门松弛,有坠胀感,神疲食少,大便溏结不调,下列哪个穴位最佳

    A. 百会　　　　　　　B. 太阳　　　　　　　C. 太冲

    D. 足三里　　　　　　E. 以上都不是

49. 某病人因恼怒致两胁胀痛,胸闷不舒,呕恶不欲食,口苦,舌红,脉弦滑,下列哪个穴位最佳

    A. 百会　　　　　　　B. 太阳　　　　　　　C. 太冲

    D. 足三里　　　　　　E. 以上都不是

50. 某病人常发心中悸动,昨日因突受惊吓,心悸又发,夜寐不宁,惊醒数次,神疲乏力,苔薄白,脉弦细,下列哪个穴位最佳

A. 百会 B. 内关 C. 太冲

D. 肾俞 E. 以上都不是

51. 某病人症见虚烦不寐,头晕耳鸣,健忘,手足心热,咽干,舌红少苔,脉细弱,下列哪个穴位最佳

A. 大椎 B. 关元 C. 神门

D. 合谷 E. 以上都不是

52. 病人,女,32 岁,经期提前,月经量多、色淡、质稀,伴有神疲肢倦,小腹空坠,纳少便溏,舌淡苔白,脉细弱。下列哪个穴位最佳

A. 大椎 B. 三阴交 C. 头维

D. 中脘 E. 以上都不是

53. 病人,女,23 岁,2 年前经期淋雨出现痛经,经期小腹冷痛,得热则舒,经血量少、色紫黯、有块,苔白,脉沉紧,下列哪个穴位最佳

A. 头维 B. 次髎 C. 足临泣

D. 中脘 E. 以上都不是

54. 病人,女,29 岁,妊娠 70 天,恶心呕吐,脘腹胀闷,不思饮食,头晕体倦,怠惰思睡,舌淡苔白,脉缓滑无力,针灸不宜取的穴为

A. 中脘 B. 合谷 C. 内关

D. 神门 E. 以上都不是

55. 某 5 岁病儿受惊吓后夜卧不宁,突然惊叫、抽搐、神志不清,苔薄白,脉沉细,下列哪个穴位最佳

A. 中脘 B. 合谷 C. 水沟

D. 三阴交 E. 以上都不是

56. 病儿,男,5 岁,形体消瘦,面色萎黄,肚腹膨隆,毛发稀疏,食欲不振,烦躁易激动,舌淡苔薄,脉细,下列哪个穴位最佳

A. 中脘 B. 合谷 C. 水沟

D. 三阴交 E. 以上都不是

57. 病儿,男,2 岁,大便清稀多泡沫,日下 8~9 次,肠鸣腹痛,鼻流清涕,舌淡苔白,指纹浮红,下列哪个穴位最佳

A. 天枢 B. 大椎 C. 水沟

D. 三阴交 E. 以上都不是

58. 某病人早期双眼昏矇,眼前有黑影遮挡,视觉障碍,逐渐失明,双眼干涩,舌红,苔薄,脉细数,下列哪个穴位最佳

A. 天枢 B. 睛明 C. 百会

D. 三阴交 E. 以上都不是

59. 某病人牙痛剧烈,齿龈红肿,口臭,便秘,舌红苔黄,脉弦数,下列哪个穴位最佳

A. 合谷 B. 内关 C. 百会

D. 三阴交 E. 以上都不是

60. 某病人咽喉肿痛,且干燥灼热,吞咽不利,伴有发热恶寒、咳嗽,舌红苔微黄,脉浮数,以下哪个穴位最佳

A. 天枢 B. 内关 C. 百会

D. 鱼际   E. 以上都不是

61. 某病人耳鸣耳聋日久,时作时止,劳累后加剧,兼有头晕目眩,腰膝酸软,虚烦不眠,舌红苔白,脉细弱,哪个穴位最佳

  A. 天枢   B. 内关   C. 百会

  D. 耳门   E. 以上都不是

62. 某24岁病人,高热有汗,稍恶寒,头痛,咽痛,咳嗽,流浊涕,舌淡红,苔薄黄,脉浮数,以下哪个穴位最佳

  A. 大椎   B. 内关   C. 涌泉

  D. 肾俞   E. 以上都不是

63. 病人,男,68岁,左胸膺刺痛,痛处固定不移,入夜更甚,喘不得卧,心慌汗出,面色晦黯,唇甲青紫,舌紫黯瘀斑,脉涩,以下哪个穴位最佳

  A. 大椎   B. 内关   C. 涌泉

  D. 肾俞   E. 以上都不是

64. 病人,男,36岁,左腰部疼痛,排尿乏力,小便断续,点滴而下,神疲少气,舌淡苔薄白,脉弦紧,以下哪个穴位最佳

  A. 大椎   B. 内关   C. 涌泉

  D. 肾俞   E. 以上都不是

65. 某32岁病人,形体肥胖,气短乏力,神疲嗜卧,自汗气喘,腹胀便溏,夜尿多,舌淡胖苔薄白,脉沉细,以下哪个穴位最佳

  A. 大椎   B. 内关   C. 丰隆

  D. 足三里   E. 以上都不是

66. 某48岁病人,自感疲乏无力10个月余,伴肢体麻木,筋脉拘急,面色无华,舌淡苔白,脉弦细,以下哪个穴位最佳

  A. 大椎   B. 内关   C. 丰隆

  D. 百会   E. 以上都不是

67. 症见咳喘气短,痰液清稀,倦怠懒言,声音低微,形寒自汗,面色苍白,舌淡苔白,脉细弱等表现时,治宜哪条经脉

  A. 足厥阴肝经   B. 手厥阴心包经   C. 足阳明胃经

  D. 手太阴肺经   E. 以上都不是

68. 症见腹痛喜温,肠鸣泄泻,苔白腻,脉沉迟等,宜取哪条经脉

  A. 足厥阴肝经   B. 手厥阴心包经   C. 足阳明胃经

  D. 手太阴肺经   E. 以上都不是

69. 症见胃脘冷痛,喜暖喜按,呕吐呃逆,泛吐清涎,遇寒则重,得热则减,苔白滑,脉沉迟或弦紧等,宜取哪条经脉

  A. 足厥阴肝经   B. 手厥阴心包经   C. 足阳明胃经

  D. 手太阴肺经   E. 以上都不是

70. 病人,男,54岁,15年前发现血压高,10年前经常胸部闷痛,有闷压感,心电图T波低平,二级阶梯试验阳性。症见胸痛彻背,心悸气短,面色苍白,四肢逆冷,脉沈弦细,苔白质暗,宜取哪条经脉

  A. 足厥阴肝经   B. 手厥阴心包经   C. 足阳明胃经

D. 手太阴肺经　　　　　　　E. 以上都不是

71. 病人,女,38岁,因家中琐事与丈夫争吵,突然昏厥在地,神志不清,呼之不应,口唇青紫,牙关紧闭,手足厥冷,手足阵阵抽搐,脉微。需取督脉经穴,应取何穴

  A. 涌泉　　　　　　　　　B. 关元　　　　　　　　C. 大椎

  D. 水沟　　　　　　　　　E. 曲池

72. 病人,男,30岁,职员,平素饮食不节,暴饮暴食,嗜食厚味辛辣,导致脘腹胀痛,痛不可触,嗳腐吞酸,恶食,大便泄泻,泻后腹痛减轻,舌红苔腻脉滑。需取足阳明胃经穴,应取何穴

  A. 合谷　　　　　　　　　B. 百会　　　　　　　　C. 日月

  D. 天枢　　　　　　　　　E. 大敦

73. 病人,女,51岁,平素体质虚弱,经常多梦,因生气之后感觉右侧胁肋部刺痛,咳嗽、喷嚏或活动时疼痛加重。需取足厥阴肝经穴,应取何穴

  A. 合谷　　　　　　　　　B. 曲池　　　　　　　　C. 期门

  D. 委中　　　　　　　　　E. 太阳

74. 病人,男,40岁,素喜饮酒及食辛辣之品,近日出现牙痛,其痛剧烈,齿龈红肿,痛过颊腮,口臭异常,每饮冷水可缓解,舌质红,苔黄口渴,脉弦数。需取手阳明经穴,应取何穴

  A. 少商　　　　　　　　　B. 合谷　　　　　　　　C. 肺俞

  D. 委中　　　　　　　　　E. 肩贞

75. 病人,男,23岁,因劳累突然出现左侧臀部疼痛,并沿大腿后侧、小腿后外侧向足部放射,烧灼样疼痛,行动时加重,有明显压痛点,左侧直腿抬高试验阳性,左跟腱反射减弱,病情呈逐渐加重趋势。需取足少阳经穴,应取何穴

  A. 少商　　　　　　　　　B. 后溪　　　　　　　　C. 环跳

  D. 委中　　　　　　　　　E. 肩贞

76. 病人,女,56岁,因劳累后受凉,右肩部疼痛,向上肢放散至肘关节,肩关节内旋外展活动受限,局部有明显压痛,甚则夜间痛醒,晨起肩关节稍活动后疼痛有所减轻。需取手阳明经穴,应取何穴

  A. 少泽　　　　　　　　　B. 后溪　　　　　　　　C. 肩外俞

  D. 肩髃　　　　　　　　　E. 肩贞

77. 某病人早晨起床突然出现急性腰扭伤,如需取手太阳经穴,应取何穴

  A. 少泽　　　　　　　　　B. 后溪　　　　　　　　C. 肩外俞

  D. 养老　　　　　　　　　E. 肩贞

78. 病人,男,43岁,两耳轰鸣,按之不减,听力减退,兼见烦躁易怒,咽干,便秘,脉弦。治疗应首选

  A. 足太阴经穴　　　　　　B. 足少阴经穴　　　　　C. 足少阳经穴

  D. 手阳明经穴　　　　　　E. 足太阳经穴

79. 病人,男,47岁,下肢弛缓无力1年余,肌肉明显萎缩,功能严重受限,并感麻木,发凉,腰酸痛,头晕,舌红少苔,脉细数。治疗应首选

  A. 阳明经穴　　　　　　　B. 太阳经穴　　　　　　C. 督脉经穴

  D. 少阳经穴　　　　　　　E. 厥阴经穴

80. 病人,女,59岁,两膝关节红肿热痛,尤以右膝部为重,痛不可触,关节活动不利,并见

身热,口渴,舌苔黄燥,脉滑数。治疗主要选用

  A. 大椎   B. 肾俞   C. 脾俞

  D. 气海   E. 犊鼻

81. 病人,男,27岁,近2个月来忙于考试复习,3天前右侧期门处赤热作痒,继而作痛,昨日痛增,难以入寐,烦躁口苦。查体:皮肤带状红疹,间有数个小疱疹,舌红,脉弦数。用归经理论进行经络诊察法,其病属

  A. 胃经   B. 脾经   C. 肝经

  D. 肺经   E. 肾经

82. 某病人患慢性肠痈3年,时常发作。其治应取

  A. 上巨虚   B. 委中   C. 列缺

  D. 合谷   E. 三阴交

83. 某病人长年咳嗽,痰多色黄,胸部痞闷。针刺治疗首选穴位是

  A. 合谷   B. 梁门   C. 扶突

  D. 丰隆   E. 曲池

84. 病人,女,42岁,骤起风疹,此起彼伏,周身瘙痒,首选穴位

  A. 外关   B. 大椎   C. 合谷

  D. 曲池   E. 血海

(85、86题共用题干)

病人,男,32岁,早晨睡眠醒来时,突然感到右侧面部肌肉板滞不适,并有右侧耳后疼痛,口角歪向左侧。右侧额纹消失,鼻唇沟平坦,右侧眼睑不能闭合并流泪,不能做蹙额、皱眉、露齿、鼓腮等动作。舌淡红,苔薄白,脉浮紧。经诊断为面瘫。

85. 欲采用针刺法,应该主要选用哪条经络的腧穴

  A. 手阳明大肠经 B. 足厥阴肝经 C. 手少阴心经

  D. 手厥阴心包经 E. 足太阴脾经

86. 欲采用针刺法,应该选取哪些腧穴

  A. 中脘、足三里 B. 中脘、膻中 C. 合谷、翳风

  D. 合谷、中脘 E. 合谷、百会

(87、88题共用题干)

病人,女,52岁,肩关节疼痛半年,加重2周。2周前,因肩部受寒,疼痛加重。现肩部疼痛剧烈,活动障碍,痛有定处,遇寒痛增,得热痛减,苔薄白,脉弦紧。查体:肩部有明显压痛,局部皮色不红,肩关节活动障碍。经诊断为肩周炎。

87. 欲选择肩关节周围的腧穴治疗

  A. 曲池、合谷 B. 肩髃、肩髎 C. 涌泉、三阴交

  D. 膻中、气海 E. 太溪、百会

88. 欲采用电针法,相关注意事项说法错误的是

  A. 电针刺激量较大,需要防止晕针

  B. 调节电流时,不可突然增强

  C. 电流输出时断时续,可以继续使用

  D. 电针器在使用前须检查性能是否完好

  E. 在接近延髓、脊髓部位使用电针时,电流量宜小,切勿通电太强

（89、90 题共用题干）

病人，男，46 岁，腰痛 5 年，加重半个月。现腰部酸痛，在劳累后加重。查体：腰部肌肉紧张痉挛，有僵硬感，腰骶部有广泛压痛，腰部活动基本正常，无下肢放射痛，舌黯，苔薄白，脉弦。腰椎 CT 检查未见椎间盘突出。

89. 欲采用针刺法，应该主要选用哪条经络的腧穴
    A. 手少阴心经　　　　B. 足太阳膀胱经　　　　C. 任脉
    D. 手太阴肺经　　　　E. 足太阴脾经

90. 欲采用针刺法，应该选取哪些腧穴
    A. 百会、水沟　　　　B. 内关、曲池　　　　C. 腰阳关、手三里
    D. 委中、肾俞　　　　E. 合谷、曲池

（91~94 题共用题干）

病人，男，55 岁，平素体健，今日中午，搬运东西时突然感觉左侧胁肋部疼痛，痛如刺样，咳嗽或活动时，疼痛加重，不能做深呼吸。查体：左胁肋部外观无异，压痛明显，舌质红，苔薄白，脉象沉涩。

91. 根据主诉，结合病史，该病案可诊断为
    A. 咳嗽　　　　B. 肺胀　　　　C. 胁痛
    D. 外伤　　　　E. 哮喘

92. 欲采用针刺法，应该主要选用哪条经络的腧穴
    A. 手少阴心经　　　　B. 足太阳膀胱经　　　　C. 足少阳胆经
    D. 手太阴肺经　　　　E. 手阳明大肠经

93. 欲采用针刺法，应该选取哪些腧穴
    A. 印堂、头维　　　　B. 内关、曲池　　　　C. 日月、大包
    D. 风池、大椎　　　　E. 合谷、内庭

94. 假设病人针刺以后出现头晕，面色苍白，四肢无力，下列处理错误的是
    A. 立即拔针　　　　B. 关闭门窗、防止受寒　　　　C. 平卧保暖饮温水
    D. 灸百会、关元　　　　E. 刺水沟、足三里

（95~98 题共用题干）

病人，女，46 岁，平素身体虚弱怕冷，半年来大便溏稀，很少成形，腹胀肠鸣，喜暖畏寒，每遇黎明之时，脐腹隐隐作痛，肠鸣即泻，泻后痛减，腰膝酸软无力。查体：腹软，肝脾未触及，舌质淡苔薄白，脉象沉细。

95. 根据主诉，结合病史，该病案可诊断为
    A. 腹胀　　　　B. 腹痛　　　　C. 腰痛
    D. 泄泻　　　　E. 痛经

96. 欲采用灸法，应该主要选用哪条经络的腧穴
    A. 手少阴心经　　　　B. 足太阳膀胱经　　　　C. 足少阳胆经
    D. 手太阴肺经　　　　E. 足阳明胃经

97. 欲采用灸法，应该选取哪些腧穴
    A. 神门、头维　　　　B. 内关、大椎　　　　C. 天枢、足三里
    D. 百会、大椎　　　　E. 合谷、太冲

98. 假设病人采用灸法,出现了施灸局部有大水疱,下列处理错误的是

    A. 用棉签按破水疱,放出水液　　　　B. 用注射器抽出水液

    C. 涂以碘伏,并以纱布包裹　　　　　D. 嘱咐病人不要和衣物紧密接触

    E. 保持干燥,不要剧烈运动,防止感染

（99、100 题共用题干）

病人,男,20 岁,1 天前因冒雨受寒,出现头痛,肢体酸楚,鼻塞声重,咳嗽流涕,痰液稀薄,恶寒发热,无汗。查体:体温 38.8℃,两肺呼吸音粗,未闻及干、湿啰音。白细胞 15.0×10^9/L。舌质红苔薄白,脉象浮紧。

99. 该案例的感冒类型是

    A. 体虚型感冒　　　　　B. 暑湿型感冒　　　　　C. 风热型感冒

    D. 风寒型感冒　　　　　E. 以上均不对

100. 欲采用灸法,应该选取哪些腧穴

    A. 神门、头维　　　　　B. 内关、大椎　　　　　C. 列缺、合谷

    D. 百会、大椎　　　　　E. 合谷、太冲

（101、102 题共用题干）

病人,男,52 岁,尿频、尿急、尿痛 1 年,加重 1 周。曾诊为"慢性前列腺炎",服中药治疗后好转,1 周前病情加重。现尿频、尿急、尿痛,小便艰涩,排尿不畅,下腹及会阴部坠胀疼痛,神倦乏力,舌淡红,苔薄黄,脉沉弦。

101. 欲采用针刺法,应该主要选用哪条经络的腧穴

    A. 手少阴心经　　　　　B. 足太阳膀胱经　　　　　C. 足少阳胆经

    D. 手太阴肺经　　　　　E. 足阳明胃经

102. 欲采用针刺法,应该选取哪些腧穴

    A. 百会、印堂　　　　　B. 内关、曲池　　　　　C. 肺俞、合谷

    D. 百会、大椎　　　　　E. 膀胱俞、秩边

（103、104 题共用题干）

病人,女,19 岁,经期腹部冷痛半年。病人因经期淋雨,致当月月经中断,后每逢经行初期即感小腹疼痛。本次月经来潮,小腹冷痛加重,畏寒肢冷,经血量少色黯,夹有血块。舌淡,苔白,脉沉弦。妇科检查未见明显异常。

103. 欲采用针刺法,应该主要选用哪条经络的腧穴

    A. 手厥阴心包经　　　　　B. 足太阳膀胱经　　　　　C. 任脉

    D. 足阳明胃经　　　　　E. 手太阴肺经

104. 欲采用灸法,应该选取哪些腧穴

    A. 风池、印堂　　　　　B. 内关、曲池　　　　　C. 肺腧、肝腧

    D. 百会、合谷　　　　　E. 关元、气海

二、名词解释

1. 腧穴

2. 阿是穴

3. 中指同身寸

4. 经穴

5. 曲池

6. 得气

7. 晕针

8. 滞针

9. 电针法

10. 水针法

11. 一夫法

12. 皮内针法

13. 灸法

14. 耳针法

15. 近治作用

16. 远治作用

17. "骨度"折量定位法

18. 拇指同身寸

19. 舒张进针

20. 提捏进针

三、填空题

1. 足三里位于屈膝,髌韧带外侧凹陷处下_____,胫骨前嵴外_____处。

2. 利湿第一要穴是_____。

3. 列缺穴归_____经,肩髃穴归_____经,委中穴归_____经。

4. 强壮保健穴有_____、_____。

5. 体表解剖标志定位法分_____、_____。

6. 前额两发角之间是_____寸,横骨上廉至内辅骨上廉为_____寸外踝尖至足底为_____寸。

7. 手三阳经分别是_____、_____、_____,足三阴经分别是_____、_____、_____。

8. 手指同身寸法分为_____、_____、_____。

9. 风池穴位于枕骨下,_____与_____处。

10. 常用急救穴有_____、_____。

11. 针刺提插幅度_____频率_____,针感即强,反之,针感相对较弱。

12. 针刺前的消毒包括_____、_____、_____、_____等。

13. 针刺角度一般分_____、_____和_____三种。

14. 温针灸是_____和_____两种治法相结合应用的方法。

15. 施灸的顺序一般是从_____,先_____后_____,先_____后_____。

16. 皮肤针是由古代_____、_____、_____等发展而来。

17. 皮肤针的叩刺部位主要为_____、_____和_____。

18. 穴位注射的用药剂量取决于_____和药物的_____。

19. 毫针的结构分为五部分,即_____、_____、_____、_____、_____。

20. 间接灸在艾炷与皮肤间一般垫置_____、_____或_____。

21. 隔姜灸有_____、_____的作用。

22. 艾条灸一般分为_____和_____两大类。

23. 选择艾绒作为主要灸材的原因为：便于搓捏成形；芳香易燃，_____，_____，可深入脏腑或透达病所。

24. 耳穴神门位于在_____内，靠对耳轮上脚的下、中 1/3 交界处。

25. 皮肤针轻刺激手法要求为用力稍小，皮肤仅出现_____、_____为度。

26. 皮肤针又有"_____"、"_____"、"罗汉针"、"滚针"之分

27. 穴位注射的药液不宜注入_____、脊髓腔和_____内。

28. 穴位注射在头面及耳部等处，一般只注_____~_____ml。

29. _____附近不可埋针，因活动时会疼痛。_____部因呼吸时会活动，亦不宜埋针。

30. 皮内针可根据病情决定其留针时间的长短，一般为 3~5 天，最长可达_____。

31. 电针疗法中，频率快的称为_____，一般在 50~100 次 / 秒。

32. 高频连续波易产生_____，常用于止痛、镇静、缓解肌肉和血管痉挛等。

33. 疏密波是疏波、密波自动交替出现的一种波形，疏、密交替持续的时间各约_____秒。

34. 电针疗法中，脉冲电常见的调制脉冲波形为_____、_____。

35. 针刺得气后，将针留置于穴中的过程，称为_____。

36. 在针刺后，为使得气而施行的针刺手法，称为_____。

37. 针身与皮肤呈 15° 角，适用于皮薄处穴位的针刺，称为_____。

38. 左手拇、示指将针刺局部皮肤捏起，右手持针从捏起皮肤的上部刺入，称为_____。

39. 左手拇、示指将穴位局部皮肤撑开绷紧，右手将针刺入穴位，称为_____。

40. 以左手拇指或示指端切按在穴位上，右手持针紧靠左手指甲面将针刺入，称为_____。

四、简答题

1. 腧穴的定位方法有哪几类？

2. 什么是"一夫法"？

3. 简述尺泽穴的定位及其主治。

4. 腧穴可分为几类？各有什么特点？

5. 毫针的规格主要是根据什么来区分的？

6. 临床上针刺常用的体位有哪些？

7. 什么叫灸法？灸法主要分为哪两大类？

8. 什么叫温针灸？

9. 简述人体头部的骨度分寸？

10. 简述内关穴的定位及其主治。

11. 简述神门穴的定位及其主治。

12. 简述合谷穴的定位及其主治。

13. 简述外关穴的定位及其主治。

14. 简述后溪穴的定位及其主治。

15. 简述足三里穴的定位及其主治。

16. 简述风池穴的定位及其主治。

五、论述题

1. 腧穴的治疗作用有哪些？请举例说明之。
2. 何为晕针？晕针如何处理和预防？
3. 详述灸法的适用范围。
4. 详述皮肤针法三种方法的操作要领。

（熊　俊）

第十章　常用中医护理技术

【重点提示】

一、推拿疗法

10 种基本推拿手法的操作要点：

推法：手指、掌或肘着力于体表一定部位上，进行单方向的直线移动。

拿法：用大拇指与示指、中指两指，或用大拇指与其余四指相对用力在一定部位和穴位上进行有节律性的提捏。

按法：用手指、手掌或肘部等部位着力于治疗部位或穴位，用力下按，按而留之。

摩法：用手指指面或者手掌掌面着力于治疗部位或穴位，以腕部连同前臂，做环形的、有节奏的盘旋抚摩活动。

揉法：用手掌大鱼际、掌根或手指螺纹面着力于治疗部位或穴位，做轻柔缓和的环旋转动，并带动该处的皮下组织。

摇法：用一手附于肢体关节近端，另一手握住肢体关节远端，使关节做被动、和缓环转活动。

㨰法：用第五掌指关节背侧着力于治疗部位，以腕关节的伸屈动作与前臂的旋转运动相结合，使小鱼际和手背在治疗部位作连续不断的往返㨰动。

搓法：用双手掌面着力于治疗部位，相对用力交替或往返快速搓动，双手用力要对称，搓动要快，移动要慢。

捏法：用指腹相对用力，挤压治疗部位。

抖法：用单手或双手握住患肢远端，稍用力作小幅度、连续、频率较快上下抖动。

二、拔罐疗法

拔罐疗法在临床应用较为广泛，常用于外感风寒和外科疾病，尤其是治疗外感风寒导致的头痛、咳嗽、哮喘等疾病临床效果良好。

拔罐疗法操作方法中，重点掌握火罐法的操作方法，掌握闪火法、投火法、贴棉法三种罐的吸附方法和留罐、走罐、闪罐、留针拔罐、刺血拔罐五种拔罐方法。

三、刮痧疗法

刮痧疗法在临床治疗和保健等方面应用较为广泛，在医药资源相对匮乏地区，外感疾病的中暑发热、呕吐、晕厥以及伤暑、伤食、腹泻、腹痛等疾病，均可采用刮痧疗法。

刮痧疗法操作方法重视刮痧的方向、顺序、力度,要单方向、轻重适度,刮痧的次序一般按照由上至下、由内至外的原则。

【 疑难解析 】

一、推拿基本手法

推拿疗法临床的适用范围越来越广泛,在骨伤、内、妇、儿、五官等科疾病治疗中均可应用,临床上也经常应用在保健和美容方面。小儿推拿因可以避免药物治疗的副作用,在小儿疳积、便秘、外感发热等疾病治疗和护理中逐渐被应用。

推拿手法操作要领各有不同,但基本要求是持久、有力、均匀、柔和、深透。

二、拔罐疗法

留罐要以不出现皮肤水疱为度。走罐的施术部位皮肤要使用润肤介质,推拉罐体动作要均匀,皮肤潮红即可。留针拔罐,毫针不宜过长,且保证针刺处在罐体中间位置。

【 方法指津 】

重视灸法、推拿疗法、拔罐疗法、刮痧疗法的实践操作,熟练后可在病人身上施术,反复揣摩,在实践中领会操作要领。

严格掌握推拿疗法、拔罐疗法、刮痧疗法的适用范围,以保证治疗效果。

【 测试习题 】

一、选择题

1. 揉法动作要领,以下错误的是
   A. 可用单手或双手交替操作
   B. 以腕部为支点,前臂作主动摆动
   C. 摆动速度掌握在 160 次 /min 左右
   D. 手握空拳,用手背近小鱼际侧着力
   E. 以腕部为支点,腕关节作主动摆动

2. 推拿的作用以下不正确的是
   A. 提高免疫力,促进新陈代谢
   B. 提高肺活量,改善肺功能
   C. 治疗严重器质性病变
   D. 强身健体,延年益寿
   E. 促进血液循环,改善皮肤营养

3. 下列哪一种疾病可以使用揉法
   A. 严重高血压
   B. 严重心脏病
   C. 恶性肿瘤
   D. 腰背部筋膜炎
   E. 严重器质性病变

4. 操作髋关节摇法时病人的体位一般为
   A. 仰卧
   B. 俯卧
   C. 侧卧
   D. 站姿
   E. 坐姿

5. 不属于推拿中柔和的特点是

    A. 力量要小   B. 柔中有刚

    C. 重而不滞   D. 刚柔相济

    E. 力量要适宜

6. 不属于推拿的禁忌证的是

    A. 自发性出血者   B. 孕妇腰骶部、小腹部

    C. 软组织的急性损伤出血的局部   D. 感冒病人

    E. 刚刚剧烈运动后

7. 推拿时出现晕厥应该怎么办

    A. 局部施以轻快的揉法   B. 停止手法操作,采取头低脚高位

    C. 热敷   D. 轻者无须处理

    E. 局部施以较重的手法

8. 最适用于四肢小关节的手法是

    A. 捻法   B. 揉法   C. 抖法

    D. 搓法   E. 拿法

9. 临床上常用罐具以下哪个不是

    A. 竹罐   B. 铁罐   C. 陶罐

    D. 玻璃罐   E. 抽气罐

10. 针刺后再拔罐的应用是以下哪个

    A. 留罐   B. 走罐   C. 闪罐

    D. 火罐   E. 针罐

11. 哪些人不宜刮痧

    A. 感冒病人   B. 咳嗽病人   C. 患有白血病病人

    D. 痛经病人   E. 中暑病人

12. 刮痧的顺序

    A. 先刮四肢和关节,再刮腰背部

    B. 先刮头颈部、背部、再刮四肢和关节

    C. 先刮背部,再刮头颈部

    D. 先刮四肢和关节,再刮头颈部

    E. 先刮背部,再刮四肢和关节,再刮头颈部

13. 刮痧时一般局部刮痧时间

    A. 3 分钟   B. 5~10 分钟   C. 15~20 分钟

    D. 20~30 分钟   E. 30 分钟

14. 拿法是捏而提起谓之拿,可看成复合手法,除以下哪一部位外皆可运用

    A. 胸胁部   B. 颈项部   C. 肩背部

    D. 头部   E. 四肢部

15. 拔罐起疱护理不当的是

    A. 小水疱可不处理   B. 保持局部干燥清洁

    C. 水疱较大时,用消毒针将水放出   D. 水疱已破可用碘伏外涂

    E. 须服抗生素预防感染

16. 下列哪项不符合推拿技术的要求
    A. 有力　　　　　　　B. 均匀　　　　　　　C. 重着
    D. 柔和　　　　　　　E. 持久

17. 下列哪种疾病属于推拿的禁忌证
    A. 感冒　　　　　　　B. 便秘　　　　　　　C. 肩周炎
    D. 恶性肿瘤　　　　　E. 腰椎间盘突出

18. 用手掌大鱼际、掌根或拇指指腹着力，腕关节或掌指做轻柔缓和的摆动，属于推拿手法中的
    A. 推法　　　　　　　B. 拿法　　　　　　　C. 按法
    D. 揉法　　　　　　　E. 摩法

19. 病人，女，55岁，肩关节疼痛2年以上且伴不能上举，诊断为肩漏风，准备选取肩关节实施推拿手法，不宜采用以下哪种手法
    A. 捏法　　　　　　　B. 捻法　　　　　　　C. 揉法
    D. 拿法　　　　　　　E. 擦法

20. 病人，女，35岁，经后小腹隐隐作痛，经量少且颜色较淡，面色苍白，气短无力，应选以下哪组腧穴进行治疗
    A. 气海、关元、尺泽　　B. 气海、足三里、三阴交　　C. 气海、内关、神门
    D. 气海、委中、阳陵泉　　E. 气海、外关、合谷

21. 病人，女，50岁，有腰椎间盘突出病史，昨日用力过度复发，CT扫描L4~L5中央后突出，诊断为腰椎间盘突出，欲予病人针刺加穴位注射治疗，下列说法错误的是
    A. 穴位注射取穴越多越好，每穴注射最多4ml药物
    B. 可配合艾灸
    C. 选用丹参，当归等药物进行穴位注射
    D. 毫针治疗采取俯卧位
    E. 穴位注射时应注意避开血管，关节腔以及脊髓腔

22. 病人，男，20岁，突发口眼㖞斜并伴有面部麻木，为其施行针刺，下列说法错误的是
    A. 多选用较短的毫针　　　　　　　　B. 电针刺激时，强度应适中
    C. 可在面部施瘢痕灸法　　　　　　　D. 施针过程中应密切关注病人的情况
    E. 出针后应清点针数

23. 病人，女，60岁，双膝关节肿痛近半年，疼痛遇寒加重，得温痛减，医生诊断其为"双膝骨关节炎"，下列医嘱错误的是
    A. 在膝关节腔内注射大剂量强的松龙注射液
    B. 日常应进行适宜的活动，但不能过度疲劳
    C. 忌居处潮湿
    D. 忌食生冷饮食
    E. 注意保暖避免受寒

24. 病人，男，60岁，腰腿疼痛6年有余，受寒湿和劳累之后加重，X线检查可见椎间隙变窄，椎体可见明显的骨质增生。为此病人腰骶部及背部施行按法，下列方法和步骤描述不正确的是
    A. 用力时垂直向下施力　　　　　　　B. 由腰骶部沿脊柱加大力量按压
    C. 病人应采取俯卧位　　　　　　　　D. 医者按压时用力应由轻到重

E. 医者可用双手重叠用力

25. 病人,男,60岁,大便时溏时泄,完谷不化,食欲不振,舌苔淡白,取中脘、气海、天枢、关元行推拿手法,应采用下列哪组手法

    A. 按法和摩法　　　　B. 指推法和按法　　　　C. 指推法和摩法

    D. 按法和捏法　　　　E. 揉法和捏法

26. 病人,男,50岁,突发呃逆,呃声洪亮,口臭烦渴,喜冷饮,面色红,舌黄,现给病人施以摩法的推拿手法,以下不正确的是

    A. 移动按顺时针方向摩动　　　　　　B. 频率为 160 次 /min

    C. 以掌心,掌根部分为着力点　　　　D. 医者手置于病人腹部

    E. 以腕关节引领,连同前臂作环旋运动

27. 病人,女,42岁,头痛头晕10余天,神疲乏力,面色少华,心悸气短,诊断为血虚头痛,取中脘、气海、关元行推拿手法,应选以下哪种手法最合适

    A. 揉法　　　　B. 拿捏法　　　　C. 捏法

    D. 摩法　　　　E. 拿推法

28. 病人,女,16岁,空调房睡醒后,口眼㖞斜,诊断为面瘫,取印堂、阳白、迎香、睛明、下关、颊车、地仓治疗,最适宜的推拿手法

    A. 按法　　　　B. 指推法　　　　C. 摩法

    D. 捏法　　　　E. 点法

29. 病人,女,23岁,月经3个月未来,精神郁滞,烦躁易怒,小腹胀痛,施以推拿手法,以下医嘱不当的是

    A. 调畅情志

    B. 保持环境温暖适宜

    C. 忌食生冷

    D. 手法可力度较重,以病人能够忍受为度

    E. 手法要轻柔、均匀、深透

30. 病儿,男,3岁,腹泻3个月余,面色白,食欲不佳,大便稀溏,且伴有食物残渣。医生准备选取三关部位实施推拿手法,选举下列哪种手法最适宜

    A. 摩法　　　　B. 捏法　　　　C. 拿捏法

    D. 点法　　　　E. 推法

31. 病人,男,17岁,学生,近年来视力逐渐下降,诊断为假性近视,给予推拿治疗,下列关于推拿描述不恰当的是

    A. 用双手拇指按上下眼眶,从内向外3分钟,力度深透,以能忍受为度

    B. 操作者的手法应柔和,深透均匀有力

    C. 病人应以仰卧,双目微闭,放松

    D. 推拿前应向病人解释疗程及注意事项

    E 用拇指指端按压养老、睛明穴

32. 病人,女,20岁,月经先期甚至1个月行经2次,量多且颜色为紫色,质黏稠,乳房胀痛,取关元、气海、中极施以摩法的推拿手法,以下操作描述不正确的是

    A. 压力应均匀深透　　　　　　B. 频率170次 /min

    C. 可用单手或双手操作　　　　D. 手掌应紧贴施术部位

　　E. 操作时肘部微曲,腕关节放松

33. 病人,男,50岁,腰部僵硬酸痛1年有余,晨起症状加重,活动后症状减轻,X线检查判断为脊柱增生和脊柱正常生理曲度改变,诊断为退行性脊柱炎,现为其施以㨰法,下列操作不恰当的是

　　A. 前臂在腕关节的带动下往返㨰动　　　B. 腕关节作连续性屈伸动作

　　C. 主要是掌根在治疗部位往返运动　　　D. 病人取俯卧位

　　E. 肩关节自然下垂,肘关节屈曲

34. 病人,男,40岁,因外感,咽痛发热,四肢酸胀,舌红苔黄,脉数。今拟为病人行刮痧疗法,下列注意事项错误的是

　　A. 保持室内空气新鲜,经常通风换气

　　B. 医者要注意双手清洁,勤剪指甲

　　C. 操作前可涂些刮痧油,以减少摩擦的阻力

　　D. 对病人有严重糖尿病、肾病、心脏病的病人,每次刮痧时间不宜超过30分钟

　　E. 刮痧以刮出痧点、痧癍为宜

35. 病人,女,50岁,因头颈肩疼痛1年,颈部有僵硬感,劳累后加重,今选择刮痧疗法,下列错误的是

　　A. 选择肩颈部位刮痧

　　B. 刮痧时刮具与皮肤之间角度以45°为宜

　　C. 来回刮动,直至出现红色或紫红色斑点为止

　　D. 用力要均匀,由轻而重

　　E. 单方向刮动,直至出现红色或紫红色斑点为止

36. 病人,女,20岁,因外感风热,咳嗽咳痰2天,舌淡红,苔薄黄,脉浮数,今选择肩背部刮痧疗法,下列介质不可采用的是

　　A. 润肤油　　　　　　B. 植物油　　　　　　C. 冷水

　　D. 刮痧油　　　　　　E. 润滑油

37. 病人,女,36岁,腰椎痛多年,在疼痛区进行走罐操作,以下操作正确的是

　　A. 走罐前不用清洁罐口和罐内　　　　B. 在欲走罐部位涂一层介质

　　C. 走罐后对局部施以刮痧法　　　　　D. 施术部位不用充分暴露

　　E. 罐体吸拔力量要大

38. 病人,女,15岁,风寒感冒,欲使用小号玻璃罐进行闪火留罐。以下操作不当的是

　　A. 吸拔于施术部位后留置10~15分钟

　　B. 若罐吸拔力强可适当缩短留罐时间,以免起疱

　　C. 酒精棉球上要多蘸点酒精,点燃后在罐内快速绕2圈后退出

　　D. 根据病情与体质可采取不同的玻璃罐数量

　　E. 密切关注病人反应并及时处理

39. 病人,男,48岁,局部皮肤麻木,少气懒言,舌质淡,脉弱。欲行闪罐法治疗。以下说法正确的是

　　A. 将罐拔住后随即取下,再拔上取下,反复至皮肤潮红

　　B. 闪罐前无须与病人进行解释说明

　　C. 闪罐操作时无须避开皮肤瘢痕

D. 此法也适宜小儿及年轻女性的面部

E. 闪罐法也叫走罐法,临床应用广泛

40. 病人,女,45岁,恶寒发热,咳嗽,鼻塞,流清涕,脉浮紧。施以拔罐技术,以下说法不正确的是

A. 起罐应稳、准、快

B. 施术前向病人解释拔罐的相关注意事项

C. 发生晕罐后立即起罐,松解衣带,病人平卧后注意保暖

D. 罐口不宜过热,留罐时间不宜过长

E. 点火时酒精棉球上不宜酒精过多

41. 病人,男,50岁,患坐骨神经痛多年,拟在肾腧穴处为其施以针罐法,以下操作不正确的是

A. 留在体外的针身、针柄不宜过长

B. 先在穴位上针刺,得气后将针留在原处,再以针为中心拔罐

C. 刺血拔罐出血量越多越好

D. 刺血拔罐出血量要适宜

E. 留置 10~15 分钟,然后起罐出针

42. 病人,女,50岁,半身不遂,口眼㖞斜,试为其施行㨰法治疗,下列不正确的是

A. 侧掌㨰法肘关节微屈,以肘部为支点

B. 握拳㨰法关节突起处着力于施术部位

C. 前臂施力并主动运动,做环旋揉动

D. 可以是手背偏尺处作往返㨰动

E. 可以是近端指间关节突起作往返㨰动

43. 病人,女,55岁,肩部及周围筋肉疼痛剧烈或向远端放射,昼轻夜甚,病程较长,因痛而不能举肩,不适宜做推拿的手法是

A. 擦法 　　　　　　　　　　　B. 摇法

C. 拿法 　　　　　　　　　　　D. 扳法

44. 病人,男,45岁,双膝关节疼痛 1 年余,近因感寒,疼痛加重,屈伸不利,采取推拿手法于相关部位,操作方法不正确的是

A. 施加压力宜由轻到重

B. 施术过程中,如有头晕心慌不用停止操作

C. 操作手法宜协调有节律

D. 在病变关节施以按、揉、推等手法

E. 施术过程中要关注病人反应

45. 病人,男,50岁,大量运动后肌肉酸痛,施以捏法操作,下列说法正确的是

A. 本法临床上也常用于严重的高血压等病症

B. 在作相对用力往返抹动时要循序而下,均匀有节律

C. 五指捏法不必相对,挤压后随即放松,持续挤压

D. 三指捏法是用拇指、示指与中指面夹住施术部位,前臂与掌指主动施力

E. 捏的过程中要尽量加力

46. 某 18 岁病人因外感风寒,出现恶寒发热、头痛、鼻塞流涕等症状,现取迎香、瞳子髎、

风池等穴位进行推拿治疗,应采取的最佳手法为

  A. 摩法   B. 捏法   C. 揉法

  D. 擦法   E. 拿法

47. 病人,女,25岁,昨夜因起居不慎,今早起床感觉头疼,咽喉痛,流涕,来医院就诊,拟以刮痧治疗,应选取下列哪条经络进行刮痧

  A. 督脉   B. 足阳明胃经   C. 手太阴肺经

  D. 手厥阴心包经   E. 手少阳三焦经

48. 病人,女,40岁,心火旺盛,口舌生疮,予以刮痧治疗,应选取下列哪组穴位进行治疗

  A. 劳宫、曲池、尺泽 B. 合谷、曲池、尺泽 C. 足三里、三阴交、阳陵泉

  D. 外关、孔最、少海 E. 少泽、阳溪、手三里

49. 病人,女,20岁,月经3个月未行,少腹胀痛,精神郁滞,烦躁易怒,舌紫暗,脉沉涩。若施以推拿疗法,以下说法中不当的是

  A. 调畅情志   B. 避免重手法操作

  C. 手法可力度稍重,以病人能够忍受为度 D. 手法力量要均匀、深透

  E. 保持环境的舒适

50. 病人,女,26岁,产后3个月,乳汁排泄不畅,乳房胀痛,皮色红赤,伴口苦咽干,舌红,脉细数。下列说法中不当的是

  A. 按时哺乳,哺乳后轻揉乳房   B. 取补气养血穴位施以摩法

  C. 对乳房处施以刮痧疗法   D. 手法要轻柔、均匀、深透

  E. 取乳房附近穴位施以揉法

51. 病儿,男,8岁,因感冒需刮痧,手法应为

  A. 顺刮法   B. 逆刮法   C. 轻刮法

  D. 重刮法   E. 泻刮法

52. 病人,女,40岁,因颈椎病需进行推拿,其中拿法是常用手法,操作时应排除

  A. 以拇指与示、中指或与其余四指相对用力进行提捏

  B. 挤压力轻重适宜

  C. 动作缓和而有连贯性

  D. 可相对用力向内掐压

  E. 以节律性提捏为要求

53. 病人,女,30岁,因伤食刮痧,出现头晕、目眩、心慌、出冷汗,这属于

  A. 正常现象   B. 紧张   C. 晕刮

  D. 头晕   E. 眩晕

54. 病人,男,26岁,因中暑,刮痧时力度大、速度快、时间相对较短,属于

  A. 泻法   B. 补法   C. 平补平泻

  D. 顺刮法   E. 逆刮法

55. 病人,男,51岁,因腿痛接受推拿治疗。医者用一手附于膝关节近端,另一手握住膝关节远端,使关节做被动和缓环转活动的操作是

  A. 按法   B. 摩法   C. 摇法

  D. 推法   E. 捏法

56. 病人,男,40岁,因保健需要,医者用小指掌指关节背侧着力于一定的部位或穴位上,

通过前臂的旋转运动和腕关节的屈伸运动,使之产生持续地作用于部位或穴位上的一种手法,称为

    A. 㨰法   B. 揉法   C. 拿法

    D. 推法   E. 捏法

57. 病人,女,22岁,月经不调而行刮痧疗法,下列不属于刮痧意外的是

    A. 冷汗淋漓   B. 面色苍白、汗出

    C. 心慌、四肢发冷   D. 皮肤发热,有红色斑点

    E. 头晕目眩、神昏仆倒

58. 病人,男,32岁,因夏季风热感冒,需刮痧。刮痧后不能开展的活动为

    A. 吹风散热   B. 休息 10~15 分钟   C. 饮一杯糖盐水

    D. 室内避免对流风   E. 避免吹空调

59. 病人,男,40岁,因上肢酸痛无力,医者行推拿治疗,医者用双手掌面着力于治疗部位,相对用力交替或往返快速搓动的手法是

    A. 㨰法   B. 揉法   C. 拿法

    D. 搓法   E. 捏法

60. 病人,男,40岁,因上肢酸痛无力,医者行推拿治疗,医者用指腹相对用力,挤压治疗部位的手法是

    A. 㨰法   B. 揉法   C. 拿法

    D. 搓法   E. 捏法

61. 病人,男,28岁,在刮痧时的力度

    A. 可大   B. 可小   C. 要适宜

    D. 忽轻忽重   E. 轻柔

62. 病人,女,40岁,因颈椎病需进行拔罐,拔火罐最为常用而又不易烫伤皮肤的方法是

    A. 闪火法   B. 滴酒法   C. 架火法

    D. 贴棉法   E. 投火法

63. 病人,女,22岁,月经不调而行走罐治疗,走罐法最宜使用下列哪种罐具

    A. 竹罐   B. 玻璃罐   C. 陶罐

    D. 抽气罐   E. 橡胶罐

(64~66 题共用题干)

病人,男,51岁,因爬山后汗出当风,背部酸痛不适。

64. 欲行走罐治疗,以下不正确的是

    A. 肌肉丰厚处,用口径较大的玻璃罐

    B. 在罐口或所拔部位的皮肤上涂一些凡士林等润滑油脂

    C. 只可朝一个方向推移玻璃罐

    D. 酒精棉球上不要蘸太多酒精,以防酒精滴下烧伤皮肤

    E. 走罐至局部出现痧点痧瘢

65. 欲采用拔罐治疗,下面哪些病人适宜拔罐

    A. 皮肤溃疡、水肿者   B. 感冒、消化不良病人

    C. 过度疲劳、过饥过饱者   D. 毛发较多、肌肉瘦削的部位

    E. 酒醉不醒人事者

66. 欲施行拔罐治疗,以下正确的是
    A. 罐体脱落后可再次拔住,故可以随便移动体位
    B. 拔罐时出现大水疱不必处理
    C. 天气寒冷时不宜拔罐
    D. 病人背部酸痛不适,可采取走罐、留罐等
    E. 拔罐时要尽量密集多拔罐

(67~69题共用题干)

病人,男,40岁,因天气炎热,洗冷水澡后出现腰部酸胀,转侧不利,舌淡苔白,脉迟缓。

67. 如采用刮痧法治疗,刮下述哪个部位最合适
    A. 腰部   B. 手   C. 面部
    D. 下肢   E. 头部

68. 如采用刮痧法治疗,下列次序正确的是
    A. 由下至上,由内至外   B. 由上至下,由外至内
    C. 由下至上,由外至内   D. 由上至下,由内至外
    E. 由上至下,由左至右

69. 如采用刮痧法治疗,下列错误的是
    A. 刮痧部位皮肤表面出现红、紫、黑斑等现象,需作特殊处理,或去医院就诊
    B. 刮痧后若出汗要及时擦拭,并应避风稍作休息
    C. 刮痧后不可及时洗去刮痧油
    D. 使用过的刮具应清洁、消毒、擦干备用
    E. 该法具有疏通经络、行气活血等功效

(70~72题共用题干)

病人,女,51岁,平时急躁易怒,因与人口角后夜不能寐,渐成失眠之证,口渴喜饮,目赤口苦,小便黄赤,大便秘结,舌红苔黄,脉弦数。

70. 若选取头顶至枕骨下部施以拿法,关于拿法说法正确的是
    A. 具有祛风散寒、开窍镇痛等功效   B. 具有通络止痛、行气活血等功效
    C. 具有疏通经络、舒松肌肉等功效   D. 具有理气中和、消食导滞等功效
    E. 具有整复错位、滑利关节等功效

71. 若选心俞穴、肺俞穴进行推拿治疗,这两穴所属
    A. 手太阴肺经   B. 足太阴脾经   C. 足少阳胆经
    D. 手阳明大肠经   E. 足太阳膀胱经

72. 若选取印堂至两侧太阳穴以指推法治疗,下列手法错误的是
    A. 腕关节略屈曲,拇指及腕部主动施力
    B. 用拇指端着力于施术部位
    C. 用单手拇指螺纹面着力于施术部位
    D. 做短距离单方向直线推进

(73~75题共用题干)

病儿,男,3岁,喜吃零食导致食欲不振,腹泻,面黄消瘦,拟施以推拿疗法中的捏法进行治疗。

73. 采取上述手法,操作要领正确的为
    A. 用力要轻柔缓和,以病儿能忍受为度
    B. 操作时用力较大,按压动作循序而进
    C. 用力由轻至重,稳而持续
    D. 操作时用力均匀、有节奏、按压循序而进
    E. 操作时用力均匀、无节奏

74. 若施术部位在脊背,应从哪个穴位开始
    A. 大椎穴　　　　　　B. 肾俞穴　　　　　　C. 长强穴
    D. 心俞穴　　　　　　E. 脾俞穴

75. 有关于捏法,说法正确的是
    A. 夹住施术部位相对用力提捏
    B. 夹住施术部位相对用力挤压
    C. 夹住施术部位进行捏揉捻动
    D. 夹住施术部位相对用力做快速交替搓动
    E. 虚掌着力于施术部位进行拍打

(76~78 题共用题干)

病人,男,40 岁,肩关节疼痛伴不能上举 1 年,诊断为肩周炎,予以推拿疗法。

76. 用单手或双手握住肢体远端并抬高一定角度,小幅度快频率地使病人感到舒适的手法为
    A. 振法　　　　　　　B. 摇法　　　　　　　C. 拍法
    D. 抖法　　　　　　　E. 扳法

77. 若取肩关节为施术部位,宜采用何种手法
    A. 搓法　　　　　　　B. 捏法　　　　　　　C. 拿法
    D. 摇法　　　　　　　E. 擦法

78. 若选天柱穴作为施术部位,应采用何种手法
    A. 捏法　　　　　　　B. 揉法　　　　　　　C. 拿法
    D. 按法　　　　　　　E. 点法

(79~81 题共用题干)

病人,男,50 岁,职员,双下肢无力 5 年,呈进行性加重,伴行走不稳,时作颈项板滞,双上肢沉重无力。

79. 初步诊断该病人为
    A. 项强　　　　　　　B. 肩背痛　　　　　　C. 腰骶痛
    D. 脊髓型颈椎病　　　E. 下肢痿痹

80. 用推拿手法治疗该病时,应取哪些穴位
    A. 风池、天鼎、肩井等　　　　　　B. 足三里、丰隆、下巨虚等
    C. 曲池、孔最、手三里等　　　　　　D. 血海、商丘、三阴交等
    E. 丝竹空、翳风、瞳子髎等

81. 治疗过程中,病人突然出现皮肤损伤、疼痛加重、晕厥等不适症状,以下措施不正确的是

    A. 立即停止操作,将病人呈头低脚高卧位

    B. 饮开水或糖水缓解

    C. 操作中尽量做到手法轻柔缓和,忌用蛮力和暴力

    D. 保持破损局部清洁,以防感染

    E. 继续施术,不予处理

（82~85 题共用题干）

    病儿,女,2 岁半,反复腹泻 2 个月余,面色苍白,不思饮食,大便稀溏夹有未消化食物残渣,舌淡苔薄,脉濡。

82. 欲在腹部施以推拿疗法,宜采用何种手法

    A. 搓法   B. 按法   C. 揉法

    D. 摩法   E. 推法

83. 欲选取其三关部位施以推拿疗法治疗,宜采用哪种手法

    A. 摩法   B. 推法   C. 拿法

    D. 按法   E. 揉法

84. 欲在脐部施以推拿疗法,宜采用何种手法

    A. 捏法   B. 揉法   C. 摩法

    D. 按法   E. 推法

85. 欲选取脊柱施以推拿疗法,宜采用哪种手法

    A. 捏法   B. 按法   C. 推法

    D. 摩法   E. 揉法

（86、87 题共用题干）

    病人,女,25 岁,因天气寒冷出现腰部冷痛,活动不利,逐渐加重,舌淡苔白,脉迟。

86. 若艾灸时不慎,使局部皮肤起了 1 个小水疱,应如何处理

    A. 不需处理   B. 以针挑破

    C. 以针挑破后敷以消毒纱布   D. 以针挑破后局部涂以些药水

    E. 敷以消毒纱布

87. 若艾灸时不慎,局部皮肤起了个大水疱,应如何处理

    A. 不需处理   B. 以针挑破

    C. 以针挑破后敷以消毒纱布   D. 以针挑破后局部涂以些药水

    E. 敷以消毒纱布。

（88~90 题共用题干）

    病人,女,20 岁,外出时感受风寒之邪,现头痛连及项背,恶风,口不渴,苔薄白,脉紧。

88. 若选取项部两侧膀胱经施以推拿手法,宜采用

    A. 捏法   B. 按法   C. 推法

    D. 摩法   E. 揉法

89. 若选取两侧肩井穴施以推拿疗法,宜采用

    A. 捏法   B. 按法   C. 推法

    D. 摩法   E. 拿法

90. 治疗过程中,病人突然出现胸闷、冷汗不止等明显不适症状,以下措施不正确的是

    A. 立即停止施术

  B. 继续施术,不需处理

  C. 对病人情况进行评估,包括血压、脉搏、呼吸等体征

  D. 针对症状,进行对症处理

  E. 如病人症状进一步加重,转送医院进行处理

二、名词解释

1. 拿法

2. 推法

3. 滚法

4. 按法

5. 捏法

6. 摇法

7. 抖法

8. 拔罐疗法

9. 刮痧疗法

10. 推拿

11. 揉法

12. 搓法

13. 指揉法

14. 掌推法

15. 摇髋法

三、填空题

1. 掌擦法多用于_____,小鱼际擦法多用于_____,大鱼际擦法多用于_____。

2. 闪火法是用止血钳夹住_____% 酒精棉球,点燃后伸入罐内,在罐内绕 1~2 周后立即将火退出,同时迅速将罐扣在治疗部位皮肤上。

3. 摩法分_____和_____两种。

4. 推法分_____、_____、_____三种。

5. 点法有_____和_____两种。

6. 捏而提起谓之_____。

7. 投火法是将 95% 酒精棉球或纸片点燃后_____罐内,迅速将罐扣在治疗部位皮肤上。此种方法常用于_____面拔罐。

8. 水罐法又称_____法,常用于_____罐。

9. 抽气法是将抽气罐放置在治疗部位皮肤上,用_____将罐内空气抽出,形成_____,吸附在治疗部位皮肤上。

10. 一般情况下,病人体质_____,操作部位在_____,病变部位在_____,手法刺激量要大,这是推拿临床中重要原则。

11. 摩擦类手法包括_____、_____、_____、_____、_____等手法。

12. 留罐又称_____。

13. 拔罐法是一种以罐为工具,借助_____作用,排出罐内_____,形成_____,使

之吸附于腧穴或应拔部位的体表,而产生刺激,使局部皮肤_____,以达到防治疾病目的的方法。

14. 火罐法常用操作方法有_____、_____、_____、_____等四种。

15. 针罐是将_____与_____相结合的一种方法。

16. 刮痧法具有_____、_____、_____等作用。

17. 刮痧时常使用_____、_____、_____等几类介质。

18. 刮痧是使被刮局部出现_____或_____,以达到防病治病目的的一种治疗方法。

19. 起罐方法又称_____方法,一手拿住_____,另一手将_____边缘皮肤按压下,使空气进入罐内,即可取下。

20. 拔罐疗法具有_____、_____、_____、吸毒排脓等作用。

21. 罐具选取要结合治疗部位肌肉_____和_____,选择大小适宜的罐具。

22. 使用火罐法,尤其是_____法和_____法,要注意酒精不宜过多,操作时动作迅速、小心谨慎,避免烫伤。

23. 拔罐时选择_____并_____的体位。

24. 刮痧板为最常用的刮痧工具,一般为_____或_____制成,也可因地制宜采用其他工具替代,如边缘光滑的硬币、_____、_____、汤匙等。

25. 刮痧的次序一般按照_____、_____的原则。

26. 刺血拔罐是为加强刺血法的疗效,_____后在其相应部位上_____的治疗方法。

27. 抖法操作时用单手或双手握住患肢远端,稍用力作_____幅度、连续、频率较_____上下抖动。

28. 捏法用于背脊部,成为_____法,常用于治疗食欲不振、消化不良、腹泻、失眠及小儿疳积等症。

29. 摇法操作时用一手附于肢体关节_____,另一手握住肢体关节_____,使关节做被动、和缓环转活动。

30. 按法常用的有_____、_____和肘按法,适用于全身各部。

31. 推法指手指、掌或肘着力于体表一定部位上进行_____的直线移动。

四、简答题

1. 简述搓法操作要领。
2. 捏脊法有什么作用,适用于什么病症?
3. 简述揉法操作要领?
4. 简述拔罐疗法的作用及适用范围。
5. 简述擦法的动作要领。
6. 什么叫摇法?
7. 简述摩法动作要领。
8. 简述颈项摇法的操作要领。
9. 简述闪火法的操作方法。
10. 简述闪罐法的操作方法和适用范围。
11. 何谓出痧?
12. 刮痧法具有什么什么作用?

五、论述题

1. 试述推拿疗法的作用及适用范围。

2. 试述走罐的操作方法。

3. 病人,女,25 岁,施以刮痧治疗。刮痧过程中,突然出现胸闷、面色苍白,应如何处理?

（蒋黎云）

绪 论

一、选择题

1. C 2. A 3. D 4. C 5. C 6. B 7. C 8. D 9. C 10. B 11. C 12. D
13. B 14. B 15. B 16. D 17. C 18. D 19. D 20. C 21. E 22. B 23. D 24. B
25. C 26. B 27. B 28. E 29. C 30. C

二、名词解释

1．整体观念：中医学认为,人体是一个有机整体,构成人体的各个组成部分之间在生理上是相互协调的,在病理上是相互影响的;同时,人体与环境之间也是一个密切相关的整体。

2．辨证施护：辨证就是将望、闻、问、切所收集的症状与体征,通过分析、综合,辨清其疾病的病因、性质、部位和邪正之间的关系,从而概括判断为某种证候。施护就是根据辨证的结果,确定相应的护理原则和方法。

3. 证：是指证候,是疾病的某一个类型或疾病发展过程中某一阶段的病理概括。

4. 同病异护：同一个疾病由于证候不同,其治疗护理的原则和方法也不同。

5. 异病同护：不同的疾病出现了相同的证候,就可以采用相同的治疗和护理方法。

三、填空题

1. 整体观念　辨证施护
2. 伤寒杂病论　张仲景
3. 神农本草经　新修本草
4. 麻沸散
5. 董奉
6. 王叔和　脉经
7. 皇甫谧　针灸甲乙经
8. 雷公炮炙论
9. 戾气
10. 李东垣　朱丹溪

四、简答题

1. 答：金元时期，出现了四大医学流派，他们是以刘完素为代表的"寒凉派"，认为病因以火热为多，治法强调降火；以张子和为代表的"攻下派"，认为治病应着重祛邪，故主张汗、吐、下法；以李东垣为代表的"补脾派"，认为补益脾胃是治病之要，非常重视饮食、劳倦、情志三者的护理，认为在饮食、劳倦、情志三者形成的内伤病中，精神因素起着先导作用；以朱丹溪为代表的"滋阴派"，认为病理变化基本是"阳常有余，阴常不足"，故提倡治疗上着重养阴。

2. 答："病"是指有特定病因、发病形式、病机、发病规律及转归的一种完整的过程。"症"又称"症状"，是疾病所反映出来的孤立的病情。"证"是指证候，是机体在疾病发展过程中某一阶段的病理概括。

五、论述题

答：中医学认为，人体是由心、肝、脾、肺、肾五脏，胆、小肠、胃、大肠、膀胱、三焦六腑，皮、脉、肉、筋、骨五体以及目、舌、口、鼻、耳、前后二阴诸窍组成的统一整体。这种人体整体的统一性是以五脏为中心，一脏、一腑、一体、一窍构成一个小系统，以五脏为首形成的五小系统组成一个大（母）系统，从而构成了一个极其合理完善的有机整体。各组成部分之间通过经络相互联系，在生理上协调一致，在病理上互相影响。

第一章　阴阳五行学说

一、选择题

1. C　2. D　3. B　4. B　5. A　6. E　7. A　8. C　9. A　10. C　11. D　12. D　13. C　14. B　15. A　16. B　17. A　18. E　19. D　20. E　21. B　22. C　23. D　24. D　25. B　26. C　27. C　28. D　29. B　30. D

二、名词解释

1. 阴阳：宇宙中相互关联的事物或现象对立双方属性的概括，含有对立统一的概念。
2. 五行：木、火、土、金、水五种物质及其运动变化。
3. 五行制化：五行之间生中有克、克中有生、相互生化、相互制约的关系，称之为"制化"。
4. 相乘：五行相克太过，超过了正常的制约程度，使事物之间失去了正常的协调关系。
5. 相侮：五行之间的克制次序遭到破坏，出现逆向克制的异常现象，又称"反克"。

三、填空题

1. 关联
2. 相对
3. 对方的存在
4. 互根互用
5. "重"或"极"

6. 运动变化

7. 母子关系

8. 所胜、所不胜

9. 太过　不及

10. 相生

四、简答题

1. 答：阴阳对立制约,阴阳互根互用,阴阳消长平衡,阴阳相互转化。

2. 答：五行的特性,事物属性的五行归类,五行的相生、相克和制化,五行的相乘、相侮。

3. 答：五行相生的次序是：木生火,火生土,土生金,金生水,水生木。五行相克的次序是：木克土,土克水,水克火,火克金,金克木。

4. 答：五行之间的相乘和相侮,均为五行之间生克制化关系遭到破坏后出现的异常克制现象,两者既有区别又有联系。其主要区别是：相乘是按五行之间相克的次序出现的,相侮则是逆着五行相克的次序出现的。两者之间的联系是：在发生相乘时,也同时可以发生相侮;在发生相侮时,也可以同时发生相乘。

五、论述题

答：五行之间发生相乘的原因,有"太过"和"不及"两个方面。

太过所致的相乘,是指五行中某一行过于亢盛,对其所胜一行进行超过正常限度的克制,引起其所胜一行的虚弱,从而导致五行之间生克制化的异常。以木克土为例,正常情况下,木克土,如木气过于亢盛,对土克制太过,土本无不足,但亦难以承受木的过度克制,导致土的不足。这种相乘现象称为"木乘土"。

不及所致的相乘,是指五行中某一行过于虚弱,难以抵御其所不胜一行的正常限度的克制,使其本身更显虚弱。仍以木克土为例,正常情况下,木能克制土,若土过于不足,木虽然处于正常水平,土仍然难以承受木的克制,因而导致木克土的力量相对增强,使土更显不足。这种相乘现象称为"土虚木乘"。

第二章　藏　　象

一、选择题

1. B　2. A　3. A　4. E　5. B　6. C　7. B　8. E　9. B　10. C　11. D　12. E
13. D　14. E　15. C　16. A　17. A　18. E　19. D　20. C　21. E　22. E　23. D　24. B
25. A　26. C　27. D　28. D　29. A　30. D　31. A　32. D　33. D　34. E　35. D　36. C
37. A　38. D　39. E　40. D　41. C　42. B　43. B　44. C　45. C　46. D　47. D　48. C
49. A　50. E　51. E　52. E　53. C　54. E　55. D　56. C　57. E　58. D　59. E　60. C
61. C　62. C　63. D　64. B　65. D　66. D　67. C　68. C　69. E　70. E　71. D　72. D
73. C　74. E　75. E　76. E　77. E　78. E　79. B　80. C　81. E　82. E　83. E　84. C
85. B　86. A　87. C　88. D　89. D　90. E　91. C　92. C　93. E　94. B　95. A　96. B

97. E　98. B　99. A　100. E　101. C　102. C　103. D　104. E　105. C　106. A　107. C　108. D　109. B　110. E　111. C　112. D　113. A　114. C　115. D　116. B　117. A　118. B　119. B　120. D

二、名词解释

1. 藏象：是藏于体内脏腑的生理功能和病理变化表现于外的征象。

2. 五脏：是指心、肺、脾、肝与肾。

3. 六腑：是指胆、胃、小肠、大肠、膀胱与三焦。

4. 奇恒之腑：是指脑、髓、骨、脉、胆与女子胞。

5. 藏象学说：是研究人体各个脏腑的生理功能、病理变化及其相互关系的学说。

6. 肾阴：是肾所藏之精气中具有抑制、宁静、凉润和制约阳热作用的部分，是人体阴液之根本，对各脏腑组织起到滋润和濡养的作用。

7. 肾阳：是肾所藏之精气中具有兴奋、推动、温煦、化气等作用的部分，是人体阳气之根本，对各脏腑组织起到温煦和推动的作用。

8. 气：是存在于人体之内的，不断运动着的，且有很强活力的精微物质，是构成人体和维持人体生命活动的最基本物质。

9. 气机：气的运动，称为气机。气的运动可以概括为升、降、出、入四种基本运动形式。

10. 气机调畅：气的升降出入运动协调平衡，能保证机体的生命活动正常进行。

11. 气机失调：气的升降出入运动不能协调平衡。

12. 元气：是人体中最基本、最重要的气，是人体生命活动的原动力。

13. 宗气：由脾胃化生的水谷精气与肺吸入的自然界之清气结合而成，聚于胸中。

14. 营气：指行于脉中、具有营养作用的气。

15. 卫气：指行于脉外能护卫机体的气。

16. 血：是运行于脉中，循环流注全身，富有营养的红色液体，是构成人体与维持人体生命活动的基本物质之一。

17. 津液：是机体内一切正常水液的总称，包括各脏腑组织内在的体液及正常的分泌物。

18. 津血同源：血与津液均由饮食物转化的水谷精微所化生，有滋润和濡养的作用，两者互相资生、互相转化。

19. 心主血脉：心气推动和调控血液在脉管中运行，流注全身，以发挥营养和滋润的作用，它包括主血和主脉两个方面。

20. 腐熟：是指饮食物在胃中的初步消化。

三、填空题

1. 藏精气　传化物
2. 心　肺　脾　肝　肾
3. 主血脉　藏神
4. 宣发　肃降
5. 五脏　六腑
6. 腑　脏
7. 心气充沛　脉管通畅　血液充盈

8. 火　阳中之阳　"君主之官"

9. 舌　脉　面　汗　喜

10. 红润　淡红　舒适

11. 运化水谷　运化水液

12. 气血　后天

13. 将水谷精微上输心肺　维持内脏位置的恒定

14. 气的固摄

15. 主气司呼吸　主宣发肃降　通调水道　朝百脉主治节

16. 鼻　皮毛　涕　悲

17. 宣发　肃降

18. 主升、主动、主散

19. 目　筋　爪　泪　怒

20. 协调脾胃气机升降　促进胆汁的分泌和排泄

21. 分泌　排泄

22. 输布　代谢

23. 先天　后天

24 水　阴中之阴

25. 先天之精　后天之精

26. 筋　骨　血

27. 心、肺以及头面部　脾、胃、肝、胆　肾、小肠、大肠、膀胱、女子胞

28. 形寒肢冷　腰膝冷痛　阳痿早泄　宫寒不孕

29 五心烦热　腰膝酸软　遗精　梦交

30. 中空的器官　传化饮食物

31. 肾精　肾气

32. 通行元气　运行水液

33. 先天　后天

34. 血液　体液　精液

35. 主运化水液　主宣发肃降,通调水道　主水

36. 宗气

37. 防御　调节　温养

38. 营气　津液

39. 气为血之帅　血为气之母

40. 清稀　大　黏稠　小　滋润　濡养

四、简答题

1. 答:藏象学说是研究人体各个脏腑的生理功能、病理变化及其相互关系的学说。包括四个方面的内容:①脏腑的解剖、生理和病理。详于脏而略于腑,详于功能而略于解剖。②五脏与形体官窍之间的关系。③脏腑之间的相互关系。④脏腑与气血津液之间的关系。

2. 答:心的生理功能是主血脉和藏神。心于五行属火,于阴阳属阳中之阳,心主宰着人体生命活动,故有"君主之官"之称。

3. 答：心主血脉异常，会有心火旺、心血虚、心血瘀三个方面。心火旺，表现为面红赤，舌尖红起刺，脉数，心中烦热难入眠。心血虚，表现为面色淡白而无光泽，舌色淡白无华，脉细弱，会出现心慌；心血瘀，表现为面色晦暗，舌色青紫或见瘀斑，脉象涩滞或为结代脉，胸部闷痛，亦或见大汗，胸部刺痛，可致死亡，此为危象。

4. 答：运化水谷是指脾具有促进饮食物的消化和吸收，并转输其精微的功能。脾的运化水谷的过程可分为两个方面：其一，通过脾气的气化和脾阳的温煦作用，将饮食物化为水谷精微和糟粕两部分，这一过程称之为"化"；其二是脾将水谷精微吸收并转输至全身，这一过程称之为"运"。

5. 答：肺的生理功能是主气司呼吸、主宣发肃降、通调水道和朝百脉主治节。

6. 答：①调理气机；②调畅情志；③促进消化吸收；④促进血液的运行；⑤调节水液代谢；⑥调节生殖功能。

7. 答：肺主宣发的生理功能，体现在以下方面：一呼出体内浊气；二是将脾转输至肺的水谷精微和津液向上向外布散于全身；三是宣发卫气，调节腠理开阖，并将津液的代谢产物化为汗液排出体外。

8. 答：肺主肃降的生理功能体现在以下方面：一是吸入自然界清气；二是将津液向下向内布散，形成尿液；三是肃清呼吸道的异物。

9. 答：六腑以传化饮食物和水液为主要功能。正如《素问·五脏别论》所说："六腑者，传化物而不藏，故实而不能满也。"所以六腑以"泻而不藏"为其功能特点，既要及时排空内容物，又要不停地将内容物向下传递，所以六腑都是以通为用，以降为顺。如果六腑做不到"泻而不藏"，就会引起水谷和糟粕停滞或积聚，因此六腑之病多实证。

10. 答：胆的生理功能是贮藏胆汁、排泄胆汁和主决断。

11. 答：肝主藏血，肾主藏精。精、血均是由水谷之精所化生和充养，而且能相互资生。若肾精充足，则肝血可得到滋养；而肝血充盈，亦可补充肾精，所以有"肝肾同源"的说法。病理上肾精与肝血可相互影响，肾精亏损，可导致肝血不足，见头痛、眩晕与急躁易怒等症；肝血不足亦可引起肾精的亏损，见盗汗、烦热、男子遗精以及女子月经不调等症。

12. 答：根据气的组成成分、分布部位和功能特点的不同，可把气分为元气、宗气、营气、卫气等。

13. 答：其功能是一可化生血液，营气从脾胃产生复注于脉中，与血可分而不可离，成为血液不可分割的一部分。二可营养周身，营气可流注全身，为全身组织器官提供营养物质，保证脏腑经络功能的正常进行。

14. 答：宗气的生理功能主要有三个方面。一是走息道而司呼吸。宗气上出肺后循喉咙走息道，推动肺的呼吸运动，所以呼吸、语声、语言的情况均与宗气的盛衰有关。二是贯心脉而行气血。宗气贯注心脉，帮助心脏推动血液运行，所以气血的运行与宗气的盛衰有关。三是资先天之元气。元气是自下而上运行的，以三焦作为通道，散布胸中后助宗气；而宗气是自上而下分布的，蓄积于脐下气海后资元气。

15. 答：①推动作用；②温煦作用；③防御作用；④固摄作用；⑤气化作用；⑥营养作用。

16. 答：①滋润和濡养；②温化生血液；③运载全身之气；④排泄代谢产物；⑤调节阴阳平衡。

五、论述题

1. 答：人体生、长、壮、老、已的自然规律，都取决于肾中精气的盛衰。人从幼年开始，随着肾中精气的逐渐充盛,开始出现齿更发长的变化;到了青壮年时期,肾精进一步充盛,则真牙生,形体壮实,筋骨强健,精力充沛;待到老年,肾中精气逐渐衰少,表现出发脱齿落、面容憔悴、形体衰老等变化。由此可见,肾精是人体生长发育的根本。

2. 答:心主血,肺主气,心肺均居于上焦。心与肺的关系主要表现在气和血的关系之上。心与肺的功能正常,气血能正常运行,心肺相互配合保证了人体各脏腑、组织的气血充沛运行。当心气充足时,血液推动便会有力,就能保证肺主气功能正常;当呼吸协调,宗气充足,又可贯心脉助行血。因肺朝百脉,所以心血会上朝于肺,通过肺的呼吸功能,进行气体的交换,然后输布至全身。若肺气虚,生成宗气不足,则影响心行血的功能,血运不畅,时间长了便会形成心血瘀阻现象,出现胸痛、心悸、气短、唇舌青紫等;若心气虚,心阳不振,血运不畅,也会影响到肺的呼吸功能,出现胸闷、气促、咳嗽、咳喘等症。

3. 答:饮食物入胃,经过胃的腐熟和初步消化,成为食糜,下传于小肠,小肠受盛了由胃下传的食糜,作进一步的消化,并泌别清浊。其清者为水谷精微与津液,经过脾的运化、转输而营养全身;其浊者为剩余的水液与食物残渣。水液经过肾的蒸腾气化,可渗入至膀胱,形成尿液,再经过肾与膀胱的气化作用,排出体外。食物的残渣下传于大肠,大肠吸收一部分水液之后继续向下传导,形成粪便,再由肛门排出体外。在饮食物的整个消化、吸收和排泄过程中,还要依赖于肝胆的疏泄来促进消化,以及三焦的气化推动津液的运行。因此,人体对饮食物的吸收、消化和排泄是六腑共同完成的。

4. 答:气为血之帅:气能生血,气能行血,气能摄血。血为气之母:血能生气,血能载气。

第三章 经 络

一、选择题

1. E 2. E 3. B 4. D 5. D 6. C 7. E 8. A 9. B 10. C 11. D 12. A
13. B 14. D 15. B 16. E 17. D 18. A 19. E 20. E 21. E 22. E 23. B 24. A
25. E 26. B 27. C 28. B 29. C 30. E 31. E 32. A 33. A 34. C 35. E 36. B
37. D 38. E 39. A 40. B 41. E 42. E 43. C 44. C 45. A 46. C 47. C 48. E
49. C 50. E 51. E 52. E 53. A 54. C 55. E 56. C 57. C 58. A 59. B 60. D
61. D 62. A 63. B 64. C 65. C 66. A 67. D 68. C 69. E 70. C 71. E 72. C
73. B 74. D 75. B 76. C 77. D 78. A 79. C 80. A 81. B 82. B 83. A 84. B
85. C 86. E 87. C 88. C 89. A 90. E 91. C 92. D 93. C 94. C 95. B 96. A
97. A 98. A

二、名词解释

1. 经络:是经脉和络脉的总称。经,有路径之意,指经络系统中的主干。络,有网络之意,是经脉别出的分支,呈纵横交错状遍布全身,无处不至。

2. 十二经脉:又称"十二正经",是经络系统的主体,由手足三阴、三阳经组成。

3. 表里属络关系:十二经脉中的任何一条经脉在其循行的过程中,必属于一个脏而络于相表里的腑,或者必属于一个腑而络于相表里的脏,这种关系就称为经络的表里属络关系。

4. 十二经脉之海：指冲脉。冲脉上至头,下至足,后行于背,前布胸腹,贯穿全身,分布广泛,为一身气血要冲。而且上行者行脊内渗诸阳,下行者行下肢灌诸阴,能容纳和调节十二经气血,故称为"十二经脉之海"。

5. 奇经八脉：即督脉、任脉、冲脉、带脉、阴跷脉、阳跷脉、阴维脉、阳维脉八条经脉。因它们与脏腑没有直接联系,也没有表里配属关系,又不同于十二正经,故称为"奇经"。

三、填空题

1. 四肢内侧　胸腹部　手三阴经　足三阴经
2. 血海　十二经之海
3. 经脉　络脉
4. 从手走头　从足走腹
5. 阴阳　脏腑　手足
6. 手太阴肺　足厥阴肝　手太阴肺
7. 手足三阴经　手足三阳经
8. 阴阳经脉　诸经皆属于带
9. 十二经脉　蓄积　渗灌
10. 妊养　任主胞胎

四、简答题

1. 答：走向与交接规律是：手三阴经,从胸走手,交手三阳经;手三阳经,从手走头,交足三阳经;足三阳经,从头走足,交足三阴经;足三阴经,从足走腹(胸),交手三阴经。

2. 答：阴经分布于四肢内侧,其排列次序为：太阴经在前,厥阴经居中,少阴经在后。但在内踝上8寸以下则是厥阴经在前,太阴经在中,少阴经在后。阳经分布在四肢的外侧,其排列次序为：阳明经在前,少阳经居中,太阳经在后。

3. 答：在十二经脉的循行过程中,相为表里的阴经与阳经在四肢末端交接;同名的手足阳经在头面部交接;异名的手足阴经在胸部交接,构成一个"阴阳相贯,如环无端"的循行径路。

4. 答：督脉有总督一身阳经的作用。十二经脉中的手、足三阳经均会于督脉,故称为"阳脉之海"。任脉有总任一身阴经的作用,故称"阴脉之海"。

5. 答：(1)经络的生理功能：①联系脏腑、沟通内外;②运行气血、营养全身;③抗御病邪、保卫机体;④感应刺激、传导信息;⑤调节机能、平衡阴阳。

(2)经络学说的应用：①阐释病理变化;②指导疾病的诊断;③指导疾病的治疗(护理)。

6. 答：奇经八脉交叉贯穿于十二经脉之间,加强了经脉联系,对十二经脉的气血起着蓄积和渗灌的调节作用。当十二经气血满溢时,就会流入奇经,蓄以备用;当十二经气血不足时,奇经中所涵蓄的气血则溢出渗灌补充到十二经经脉中,以维持十二经气血的相对恒定。因此,奇经八脉对十二经气血是以蓄入和渗灌的方式进行双向性调节的。

五、论述题

答：十二经脉有六组表里经,即手足阳明和手足太阴相表里,手足少阳和手足厥阴相表里,手足太阳和手足少阴相表里。相表里的经脉又相互属络脏腑,即阴经属脏络相表里的腑,阳经属腑络相表里的脏。这种属络关系既加强了表里两经的联系,同时又促进了相表里的脏与腑在功能上的协调配合。由于相表里的两经及所属络的脏腑在病理上可相互影响,所以临床上便可取相表里经脉上的腧穴治疗。

第四章 病 因 病 机

一、选择题

1. D 2. B 3. D 4. A 5. E 6. C 7. B 8. A 9. A 10. A 11. D 12. B
13. D 14. B 15. D 16. C 17. C 18. D 19. A 20. D 21. B 22. D 23. C 24. D
25. B 26. C 27. D 28. E 29. D 30. B 31. A 32. D 33. C 34. A 35. B 36. E
37. D 38. D 39. B 40. E 41. C 42. C 43. A 44. D 45. A 46. B 47. C 48. A
49. C 50. A 51. D 52. E 53. C 54. D 55. B 56. C 57. B 58. D 59. D 60. B
61. B 62. C 63. D 64. A 65. C 66. E 67. D 68. D 69. B 70. D 71. C 72. B
73. B 74. D 75. D 76. D 77. D 78. E 79. D 80. C 81. D 82. A 83. A 84. C
85. B 86. A

二、名词解释

1. 病因:引起疾病的原因,即破坏人体相对平衡的原因,又可称为致病因素。

2. 病因学说:病因学说是研究各种致病因素的概念、形成、性质、致病特点及其所致病证临床表现的理论。

3. 辨证求因:是以疾病的临床表现为依据,通过分析疾病的症状体征来推求病因,为治疗用药提供依据,这种方法称为辨证求因。

4. 六气:是指风、寒、暑、湿、燥、火六种正常的自然界气候。

5. 六淫:是风、寒、暑、湿、燥、火六种外感病邪的统称。

6. 疠气:是一类具有强烈传染性的外邪,又称为"疫气""疫毒""戾气""异气""毒气""乖戾之气"等。

7. 七情内伤:是指喜、怒、忧、思、悲、恐、惊七种内伤致病因素。突然强烈或长期持续的情志刺激,超越了人体的生理和心理适应能力,损伤机体脏腑精气,导致功能失调;或人体正气虚弱,脏腑精气虚衰,对情志刺激的适应能力低下,因而导致或诱发疾病。

8. 瘀血:是体内血液凝聚停滞所形成的病理产物,既指积于体内的离经之血,又包括阻滞于血脉及脏腑内运行不畅的血液。

9. 结石:是指体内湿热浊邪蕴结不散、煎熬而形成的沙石样病理产物。

10. 痰饮:是由于多种致病因素作用于人体后引起机体水液代谢障碍所形成的病理产物。稠浊者为痰,清稀者为饮。

11. 病机:是指疾病发生、发展、变化及其转归的机理,亦称"病变机理"。

12. 正气:是指人体的功能活动和抗病、康复能力。

13. 邪气:指各种致病因素,包括六淫、饮食失宜、七情内伤、外伤、寄生虫以及痰饮、瘀血、结石等。

14. 阳损及阴:是指阳气虚损较重,累及阴液化生不足,从而形成了以阳虚为主的阴阳两虚的病理变化。

15. 亡阳：是指机体的阳气发生突然脱失而致全身功能严重衰竭的病理变化。

三、填空题

1. 燥　风　火
2. 痰饮　瘀血　结石
3. 辨证求因
4. 诸风掉眩　脾
5. 风
6. 劳力过度　劳神过度　房劳过度
7. 温　暑
8. 行痹　痛痹　着痹
9. 口鼻　肌肤
10. 耐受　调节
11. 内寒　内湿　内燥　内火
12. 输布　排泄
13. 风毒　火毒　风火毒
14. 全身性　冻僵　局部性　冻疮
15. 痰饮　支饮　悬饮　溢饮
16. 胎弱　胎毒
17. 出血量少而不畅　色紫黯或夹血块
18. 内在因素　重要条件
19. 正胜邪退　邪胜正负
20. 卒发　徐发　伏发　继发　合病与并病　复发
21. 正气抗邪　邪气损正
22. 原发病
23. 余邪未尽　正虚未复　诱因引动
24. 邪气盛　精气夺
25. 真实假虚　真虚假实
26. 正虚　实邪停留
27. 邪实　正气虚损
28. 阴阳失调
29. 实热证　虚热证
30. 阳盛于内　阴寒内盛

四、简答题

1. 答：凡能导致疾病发生的原因即是病因，包括六淫、疠气、七情、饮食、劳逸、持重努伤、外伤及虫兽伤、寄生虫、药邪、医过、先天因素、痰饮、瘀血、结石等。

2. 答：六淫致病有四个方面的共同特点：是外感性，六淫之邪多从肌表、口鼻侵犯人体而致病；二是季节性，六淫致病常有明显的季节性；三是地域性，其致病常与居住地区和环境密切相关;四是相兼性,六淫邪气既可单独侵袭人体而致病,也可两种以上外邪相兼同时侵犯人体而致病。

3. 答:风为百病之长,一是指风邪常兼他邪合而伤人,为外邪致病的先导。因风邪四季皆有,其性善动、开泄,凡寒、湿、燥、热诸邪,常依附于风而侵犯人体,从而形成外感风寒、风湿、风热、风燥等证。二是指风邪袭人,致病最多。风邪终岁常在,故发病机会多;风邪侵人,无孔不入,表里内外均可遍及,侵害不同的脏腑组织,可发生多种病证。古人甚至将风邪作为外感致病因素的总称。

4. 答:疠气致病特点有:一是传染性强,易于流行;二是发病急骤,病情危重;三是一气一病,症状相似。

5. 答:七情是指喜、怒、忧、思、悲、恐、惊七种正常的情志活动,是人体的生理和心理活动对外界环境刺激的不同反应,属于人人皆有的情绪体验,一般情况下不会导致或诱发疾病。只有突然强烈或长期持续的情志刺激,超越了人体的生理和心理适应能力,而损伤机体脏腑精气;或人体正气虚弱,脏腑精气虚衰,对情志刺激的适应调节能力低下,因而导致疾病发或诱发疾病,此时的七情则称之为"七情内伤"。

6. 答:七情致病的特点是直接伤及内脏,尤其是易导致心、肝、脾三脏病变。因心主神,为五脏六腑之主,故七情致病皆从心而发。二是影响脏腑气机,导致气血运行紊乱,如怒则气上,惊则气乱,思则气结。三是影响病情变化,许多疾病,当病人有剧烈情志波动时,往往使病情加重或急剧变化。

7. 答:体质是正气盛衰的体现,不同的体质对病邪的易感性及耐受性各不相同,从而具有对某些疾病的易患倾向。一般而言,体质强壮者对邪气的耐受性较强,不易发病;体质虚弱者对邪气的耐受性较差,容易发病。强壮者发病多为实证;虚弱者发病多为虚证。阳虚之体,每易感受寒邪;阴虚之质,每易感受热邪。说明了体质的差异对发病有很大的影响。

8. 答:精神因素对发病影响体现在两个方面。一是人的精神状态对机体的正气盛衰有很大影响,因而关系到发病与否。一般来说,精神愉快,情志舒畅,气血调和,正气充盛,邪气不易入侵,则难以发病,反之则易于发病。二是精神状态关系到发病缓急和病证类型。一般而言,剧烈情志波动,如暴怒、大惊等,可引起人体气机逆乱,脏腑功能障碍,导致急性发病。一般的情绪波动可逐渐影响脏腑气血的功能,导致缓慢发病。兴奋性的精神状态多致实证,抑郁性的精神状态易致虚证。

9. 答:疾病复发时,其临床表现类似初病,但又不仅仅是原有病理过程的再现,而是在诱发因素作用下产生新的病理损害,使病情更加严重,且复发的次数愈多,机体的恢复愈不完全,预后就愈差。

10. 答:基本病机是指机体在致病因素作用下所产生的基本病理反应,是疾病发生后病变本质化的一般规律。主要包括邪正盛衰、阴阳失调、气血津液失常以及"内生五邪"等。

11. 答:正胜邪退,则疾病趋于好转、痊愈;邪盛正衰,疾病趋于恶化、死亡。若邪正力量相持不下,则疾病趋向慢性化。

12. 答:实证病变可因失治、误治,以致病邪久留,正气损伤;或因正气本虚,无力祛邪外出,而致水湿、痰饮、瘀血等病理产物在体内凝结阻滞,形成虚中夹实或实中夹虚的虚实错杂的病变。

五、论述题

1. 答:六淫邪气与疫病同属外感致病因素,皆从口鼻、肌肤传入人体。其不同之处是,疫疠致病有强烈的传染性,易于在人群中形成大面积流行,通过空气传染,以口鼻而入致病,或随饮食入里,或蚊叮虫咬而发病;一般说来,疫疠比六淫致病发病更急骤,来势凶猛,病情危笃;疠气一气一病,症状相似,故有"无问大小,病状相似"的特点。六淫邪气多从肌表,也可从口鼻而入,传染性不强。

2. 答:中医病因学说中病因与非病因之间具有相对性。如作为病因的六淫和七情内伤,在正常情况下风、寒、暑、湿、燥、火是自然界正常的气候变化,称"六气",喜、怒、忧、思、悲、恐、惊是人体正常情志反应,称"七情",它们不会导致人体发病,因而这时不属于病因,然而在异常的情况下(如天气变化太过、七情过激等)就会成为致病因素,而使人患病。

3. 答:中医学很重视人体的正气,认为正气的强弱是决定发病与否的关键因素。①当正气旺盛,卫外固密,邪气就难以入侵,也就不会发生疾病,故有"正气存内,邪不可干"之说。②如果正气虚弱,或邪气较盛,人体的正气相对虚,则卫外不固,抗邪无力时,邪气才能乘虚入侵,使人体阴阳失调,脏腑经络功能活动减退,疾病因之发生,故有"邪之所凑,其气必虚"之说。由此可知,正气不足是疾病发生的内在因素。

第五章　诊　法

一、选择题

1. D　2. E　3. B　4. D　5. D　6. C　7. D　8. C　9. C　10. C　11. C　12. C　13. A　14. A　15. A　16. D　17. D　18. D　19. C　20. A　21. B　22. C　23. A　24. C　25. C　26. C　27. B　28. D　29. E　30. C　31. A　32. C　33. D　34. C　35. C　36. E　37. C　38. B　39. A　40. D　41. D　42. D　43. B　44. C　45. A　46. E　47. A　48. A　49. D　50. B　51. E

二、名词解释

1. 得神:又称有神,主要表现为神志清楚,目光精彩,语言清楚,面色红润,反应灵敏,行动自如。提示正气充足,脏腑功能未衰,虽病而病情较轻,预后良好。

2. 假神:指危重病人突然出现精神暂时好转的假象,是脏腑精气衰竭、阴阳离决的先兆,即所谓"回光返照""残灯复明"。

3. 白喉:咽喉腐点成片,色呈灰白如腐膜,不易拭去,重剥出血者,为外感火热疫毒攻喉所致。

4. 寒热往来:是指恶寒与发热交替发作,见于少阳病和疟疾。

5. 潮热:指发热如潮汐,定时发热或定时热甚。

6. 盗汗:入睡后汗出,醒则汗止,多属阴虚证。

7. 泄泻:指便次增多,便质稀薄不成形,甚至便稀如水样者。

8. 癃闭:小便点滴而出,甚则点滴不通。

9. 寸口诊法：切按病人桡骨茎突内侧的一段桡动脉的搏动明显处，以体察脉象变化的脉诊方法。

10. 迟脉：脉来迟缓，一息不足四至。特点是较正常脉象缓慢，每分钟脉搏在 60 次以下。

11. 滑脉：脉来去流利，应指圆滑，就像珠子在盘中滚动一样。

三、填空题

1. 红黄隐隐　明润含蓄
2. 寒证　痛证　瘀血　惊风
3. 苔质　苔色
4. 谵语　郑声
5. 听声音　嗅气味
6. 心　肺
7. 五心烦热　午后热甚　身热不扬
8. 气滞　血瘀
9. 胃热　胃阴虚
10. 寒　湿
11. 实寒　虚寒
12. 津液已伤　热
13. 实寒　虚寒
14. 寒证　痛证
15. 上焦邪热　中焦湿热
16. 表
17. 举　按　寻
18. 心　肺
19. 癥或积
20. 月经先期　月经后期　月经先后不定期

四、简答题

1. 答：神是通过精神意识、面色眼神、呼吸语言、形体动态和对外界的反应表现出来的，故望神的内容应包括观察病人目光、面色、表情、体态、言语、意识等，尤应重点观察眼神的变化。

2. 答：小儿囟门凹陷，称"囟陷"，多为津血亏虚，脑髓不充；囟门高突，称"囟填"，多为实热证；囟门迟闭，称"解颅"，多属肾精不足。

3. 答：舌与脏腑的关系密切，以脏腑分属的诊舌部位是：舌尖候心肺病变，舌中候脾胃病变，舌两边候肝胆病变，舌根候肾的病变。

4. 答：青色主寒证、痛证、瘀血、惊风。赤色主热证。黄色主虚证、湿证。白色主虚证、寒证、失血证。黑色主肾虚证、寒证、水饮证、瘀血证。

5. 答：平脉形态是三部有脉，一息四到五至，不浮不沉，不大不小，从容和缓，柔和有力，节律一致，尺部沉取应指有力，并随生理活动和气候环境的不同而有相应的正常变化。平脉有胃、神、根三个特点。

6. 答：滑脉，脉象往来流利，应指圆滑，如珠走盘。主病为痰饮、食滞、实热。弦脉，脉象应指有力,端直而长如按弓弦。主病为肝胆病、诸痛、痰饮等。

7. 答:一问寒热二问汗、三问头身四问便、五问饮食六胸腹,七聋八渴俱当辨、九问旧病十问因,再兼服药参机变,妇女尤必问经期,迟速闭崩皆可见,再添片语告儿科,天花麻疹全占验。

8. 答:口渴与否和饮水量多少是体内津液的盛衰和输布情况的反映。在病变过程中,口不渴,为津液未伤,多见于寒证或没有明显热邪;口渴,多为津液损伤或水湿内停;渴不多饮,或水入即吐者,是营阴耗损或津液输布障碍。若渴喜热饮,饮水不多,多为痰饮内停,或阳气虚弱;口干但欲漱水不欲咽者,多为瘀血之象;多饮多尿,多食易饥者,可见于消渴证。

9. 答:经期异常有先期、后期和先后不定期三类。月经先期,多因血热迫血妄行,或气虚、气不摄血而致;月经后期,多因寒凝气滞,或痰郁血瘀;月经先后不定期,多因肝气郁滞、瘀血内阻、脾肾虚损而致。

五、论述题

1. 答:望舌时,应注意光线、伸舌姿势、望舌顺序以及进食的影响,以获得准确的结果。

(1)光线:望舌应以充足的自然光线为好,面向光亮处,使光线直射口内,要避开有色门窗和周围反光较强的有色物体,以免舌苔颜色产生假象。如光线条件不佳,必要时应复检。

(2)伸舌姿势:望舌时要求病人把舌伸出口外,充分暴露舌体。口要尽量张开,伸舌要自然放松,不要过分用力外伸,舌面应平展舒张,舌尖自然垂向下唇。

(3)顺序:望舌应循一定顺序进行,一般先看舌苔,后看舌质,按舌尖、舌边、舌中、舌根的顺序进行。望舌时间不可过长,以免舌色、苔质因暴露时间过长而变化。

(4)进食影响因素:饮食对舌象影响很大,某些食物或药物可使舌苔染色,出现假象,称为"染苔"。如进食乌梅、橄榄等可使舌苔染黑;牛奶可使舌苔染白;黄连、核黄素等药物可使舌苔染黄;吸烟可使舌苔染灰等。此外,由于咀嚼食物反复摩擦,可使厚苔转薄;刚刚饮水,则使舌面湿润;过冷、过热的饮食以及辛辣等刺激性食物,常使舌色改变。因此,临床遇到舌象与病情不符,或舌苔突然发生变化时,应注意询问病人的饮食及服药等情况。

2. 答:只觉怕冷而无发热的症状称为"但寒不热"。①恶寒:指病人无风自冷,虽加衣被、近火取暖而仍觉寒冷者。多属外感寒邪的表证之初起,或者寒邪直入内脏之故。②畏寒:病人自觉怕冷,得暖缓解者,是素体阳虚之故。

只觉发热、恶热而无怕冷的症状称为"但热不寒",多为阳盛或阴虚所致,根据热势、发热时间及发热的特点等分为三型:①壮热:指病人持续高热不退者,多见于里实热证。②潮热:指发热如潮汐有规律者,有阴虚潮热、阳明潮热和湿温潮热三种。③低热:自觉发热而热较正常体温稍高者,可见之于阴虚发热及气虚发热。

3. 答:诊脉时以环境安静、气血平和为佳。切脉时病人前臂平伸,掌心向上,与心脏同高,腕下垫脉枕,医生先用中指按在掌后高骨(桡骨茎突)内侧动脉处,再用示指按在寸部,无名指按在尺部。三指呈弓形,指端平齐,以指目触按脉体。三指的疏密按病人身高做适当调整。小儿寸口部甚短,可用"一指(拇指)定关法",不细分三部。3岁以下小儿,可用望指纹代替切脉。

切脉时常用指法为举、按、寻、总按、单按。用较轻的指力按在皮肤上为"举",称浮取;用中等指力按在肌肉上为"寻",称中取;用重力按至筋骨为"按",称沉取。根据临床需要,可三指平齐,同时用力诊脉,也可用一个手指诊察一部脉象,用举、寻、按反复触按体察脉象。

第六章 辨 证

一、选择题

1. D 2. A 3. C 4. E 5. E 6. C 7. E 8. B 9. E 10. D 11. C 12. B
13. E 14. D 15. C 16. C 17. D 18. B 19. A 20. A 21. B 22. E 23. D 24. B
25. B 26. C 27. C 28. A 29. C 30. A 31. C 32. D 33. C 34. A 35. C 36. A
37. D 38. A 39. B 40. C 41. C 42. A 43. D 44. E

二、名词解释

1. 八纲：即阴阳、表里、寒热、虚实八个辨证纲领。
2. 表证：是指六淫邪气经皮毛、口鼻侵犯肌表所致的证候。
3. 实证：是指邪气亢盛，正气未衰，邪正斗争激烈，脏腑功能活动亢盛所表现的证候。
4. 虚证：是指由于人体正气虚弱，表现为不足、松弛、衰退之象的各种证候。
5. 亡阴证：是指体内阴液严重亏耗，而表现阴液衰竭的证候。
6. 亡阳证：指体内阳气极度衰微，而表现为阳气欲脱的证候。
7. 脏腑辨证：是根据脏腑的生理功能、病理表现，对四诊所收集的临床资料，进行分析归纳，以判断疾病的病因病机，确定脏腑证型的一种辨证方法。
8. 中气下陷证：是指脾气虚、升举无力所表现的证候。
9. 肝气郁结证：是指肝失疏泄、气机郁滞所表现的证候。
10. 肾不纳气证：是指肾气虚衰、气不归元所表现的证候。

三、填空题

1. 阴阳
2. 脾气虚证　内脏下垂
3. 心血虚　脾气虚
4. 热　赤　渴　黄　干　稠
5. 肝阳化风　热极生风、血虚生风
6. 邪正的盛衰
7. 血虚、气虚、阴虚、阳虚
8. 阴阳、表里、寒热、虚实
9. 起病急、病情轻、病程短、病位浅
10. 阴盛则寒　阳虚则寒
11. 表、实、热　里、虚、寒
12. 正气不足　邪气盛
13. 心阳暴脱
14. 咳嗽　风热表证
15. 饥不欲食

四、简答题

1. 答:寒热证鉴别要点如下表:

鉴别要点	寒证	热证
寒热喜恶	恶寒喜暖	恶热喜冷
面色	苍白	红赤
四肢	手足不温,甚至四肢厥冷	四肢、肌肤灼热
渴饮情况	口不渴,或喜热饮	渴喜冷饮
大便	大便稀溏	大便秘结
小便	小便清长	小便短赤
舌象	舌淡苔白	舌红苔黄
脉象	脉迟	脉数

2. 答:三者都属阴虚的范畴,都有两颧红赤、五心烦热、潮热盗汗等阴虚症状。但心阴虚兼有心神失养的特征,如心悸心烦,失眠多梦;肺阴虚兼有肺失清肃及虚热损伤肺络的特征,如干咳少痰,或痰少而黏,或痰中带血,咽干口燥,声音嘶哑等;肾阴虚兼有脑髓、骨骼、腰腑失其滋养所致的头晕耳鸣,腰膝酸软,以及相火扰动精室所致的男子遗精阳强、女子闭经等。

3. 答:肝气郁结的临床表现:情志抑郁或易怒,善太息,胸胁或少腹胀痛,或咽部有梗塞感,或胁下痞块;妇女可见乳房胀痛,痛经,月经不调,甚则闭经;苔薄,脉弦。

4. 答:脾气虚的辨证要点是腹胀,纳呆,便溏和气虚证并见。脾不统血的辨证要点是各种出血症兼见脾失健运的表现。中气下陷的辨证要点是内脏下垂与脾气虚证并见。

5. 答:心脾两虚证。

6. 答:一般新病、病程短,舌象无明显变化,内脏证候不明显,脉浮,发热恶寒并见者,为表证;以内脏证候为主,病程较长,有明显的舌象变化,发热不恶寒或但寒不热,多见沉脉或其他多种脉象者,为里证。

7. 答:两者都属阴血不足之症,可见心悸、失眠多梦等症。心血虚证以血失濡养为特征,无明显热象;心阴虚以阴失滋润、虚热内扰为特征,有明显的热象。

五、论述题

1. 答:心气虚证是心气不足、鼓动无力所表现的证候。气虚日久,温运无力,虚寒内生,则见心阳虚。心阳衰极,则会导致心阳暴脱。三者都属虚证,是疾病发展过程中日益加重的表现。心气虚证以心悸与气虚证并见为辨证要点;心阳虚证是在心气虚基础上出现虚寒症状为辨证要点;心阳暴脱证是在心阳虚的基础上出现亡阳虚脱症状为辨证要点。

临床表现上,心悸怔忡,气短自汗,活动后加重,脉细弱或结代,为其共有症状。若兼见面白无华,神疲乏力,舌淡苔白,则为心气虚;若兼见形寒肢冷,心胸憋闷,舌淡胖,苔白滑,则为心阳虚。若突然面色苍白或胸痛暴作,冷汗淋漓,四肢厥冷,呼吸微弱,口唇青紫,神志昏迷,脉微欲绝,则是心阳暴脱的危象。

2. 答:证型:肝气郁结。病机:肝失疏泄,气机郁滞,影响气血的运化。辨证要点:抑郁烦躁,胸胁、少腹胀痛,月经不调,血行不畅。

第七章　养生与治则

一、选择题

1. D　2. C　3. A　4. B　5. C　6. A　7. D　8. C　9. A　10. C　11. E　12. A　13. A　14. B　15. E　16. B　17. A　18. D　19. B　20. C　21. B　22. A　23. B　24. C　25. B　26. C　27. E　28. C　29. A　30. E　31. C

二、名词解释

1. 养生：就是保养生命、保持健康的意思。

2. 修身养性：即通过努力提高道德品质和性格修养，来祛病延年的一种养生方法。

3. 标本同治：指标病和本病俱重的情况下，采用标本兼治的一种方法。

4. 正治：是逆着疾病证候性质而治的一种治疗方法，故又称逆治。

5. 通因通用：是指用通利的药物治疗具有通泄下痢症状的实证。

三、填空题

1. 阳　阴

2. 怒　恐

3. 晚　早　早　晚

4. 缓　专　暖　洁

5. 热者寒之　寒者热之　虚者补之　实者泻之

6. 真寒假热　真热假寒

7. 益气　养血　滋阴　助阳

8. 祛邪不伤正

9. 因时制宜　因地制宜　因人制宜

10. 标　本

四、简答题

1. 答：反护又称从护法，是顺从疾病假象而护的一种护理法则。究其实质，是在"治病求本"法则指导下针对疾病本质进行护理的方法。主要有热因热用、寒因寒用、塞因塞用、通因通用的护理方法。

2. 答：嘱病人减少活动量，多休息，以保持体力；适当安排文娱活动，消除患病期间的紧张、焦虑情绪，有利于扶助正气；在饮食上，多食用一些补气养血、滋阴壮阳的食物，如大枣、花生、海参、桂圆、甲鱼、黑木耳等。

3. 答：饮食养生的方法有饮食有节、饮食有方、调和五味。

4. 答：运动养生应因人而异，要根据个人的喜好及体质特点选择适合自己的运动方式和运动量，不可勉强而为之，也不可操之过急。运动养生贵在循序渐进、持之以恒。

五、论述题

答:顺时养生遵循的原则是"春夏养阳,秋冬养阴"。①春季养生:重在养护体内阳气。多食温补阳气的食物,晚睡早起。适于晨练,以吐故纳新、调畅气机,采自然之阳气养机体之阳气。但要注意避免风邪致病。做好流行性疾病的预防保健工作。②夏季养生:仍要注意阳气的养护,防止避暑贪凉,损伤体内阳气。晚睡早起,坚持午睡,保证睡眠充足。饮食宜清淡质软,易于消化,少食寒凉之品。③秋季养生:秋季养生以"收养"为原则,保养体内阴气为首要任务。早睡早起,多食滋阴润燥、生津增液之品,避免做大量的、高强度的运动,防止汗液流失,伤精耗气。进补时尽量选择滋润之品,忌耗散。④冬季养生:冬季养生要以"敛阴固阳"为根本。早睡晚起。饮食以滋阴潜阳、热量高的食物为宜。冬季要坚持体育锻炼,晨练不宜过早,以"待日光"为宜,还要注意保暖,防止冻伤。

第八章 药物疗法与护理

一、选择题

1. C 2. C 3. B 4. E 5. B 6. A 7. A 8. E 9. A 10. C 11. C 12. D
13. B 14. E 15. B 16. D 17. D 18. E 19. B 20. B 21. D 22. A 23. C 24. C
25. B 26. A 27. E 28. C 29. B 30. E 31. A 32. E 33. C 34. A 35. B 36. A
37. B 38. D 39. C 40. A 41. B 42. C 43. A 44. B 45. A 46. D 47. D 48. E
49. B 50. D 51. A 52. E 53. C 54. B 55. B 56. B 57. B 58. C 59. B 60. D
61. C 62. C 63. A 64. C 65. B 66. C 67. B 68. C 69. C 70. D 71. E 72. A
73. B 74. C 75. B 76. D 77. C 78. E 79. A 80. B 81. B 82. C 83. B 84. E
85. C 86. A 87. C 88. E 89. C 90. A 91. C 92. D 93. B 94. A 95. E 96. C
97. C 98. D 99. C 100. A 101. B 102. A 103. C 104. E 105. C 106. E 107. D
108. C 109. A 110. E 111. C 112. E 113. C 114. B 115. B 116. A 117. D
118. D 119. E 120. B 121. D 122. C 123. B 124. C 125. C 126. B 127. D
128. E 129. D 130. D 131. A 132. B 133. A 134. C 135. E 136. C 137. D
138. D 139. B 140. B 141. E 142. B 143. D 144. E 145. B 146. E 147. D
148. C 149. B 150. E

二、名词解释

1. 中药的性能:是指药物与疗效有关的性质和性能,包括药物发挥疗效的物质基础和治疗过程中所体现出来的作用,是药物性质与功能的高度概括。

2. 四气:是药物的寒、热、温、凉四种特性。

3. 五味:即酸、苦、甘、辛、咸五种味道。

4. 平性药:是指寒热界限不很明显、药性平和、作用较缓和的一类药。

5. 升降浮沉:是指药物对人体作用的不同趋向性,即向上、向下、向内、向外四种不同作用趋向,是药物作用的定向概念,是药性理论基本内容之一。

6. 归经：是指药物对于机体某脏腑经络的选择性作用,包含了药物定性定位的概念,是药性理论基本内容之一。

7. 毒药：一般是指对机体发生化学或物理作用,能损害机体,引起功能障碍、疾病甚至死亡的物质。

8. 君药：又称主药,是针对主病或主证起主要治疗作用的药物。

9. 臣药：有两种作用,一是辅助君药加强治疗主病或主证的药物,二是针对兼病或兼证起主要治疗作用的药物。

10. 佐制药：即用以消除或减弱君、臣药的毒性或峻烈之性的药物。

11. 反佐药：即根据病情的需要,配用与君药性味相反而又能在治疗中起相成作用的药物。

12. 引经药：即能引方中诸药直达病所的药物。

13. 散剂：是将药物粉碎,混合均匀,制成粉末状制剂。

14. 膏剂：是将药物用水或植物油煎熬去渣而制成的剂型。

15. 解表药：凡能发散表邪。治疗表证为主要功效的药物,称解表药。

16. 清热药：凡以清泄里热为主要作用,用于治疗里热证的药物,称为清热药。

17. 泻下药：凡能引起腹泻,或滑润大肠,促进排便的药物称为泻下药。

18. 温里药：凡能温里祛寒,用于治疗里寒证为主要作用的药物,称为温里药,又称祛寒药。

19. 补益药：凡能补充人体气血阴阳之不足,改善脏腑功能,增强体质,以提高抗病能力,用于治疗虚证为主的药物,称为补虚药,亦称补养药或补益药。

20. 平肝息风药：凡以平肝潜阳、息风止痉为主要作用,用于治疗肝阳上亢或肝风内动病证的药物,称为平肝息风药。

21. 和解剂：凡采用调和的方法,以解除少阳半表半里之邪、肝脾功能失调、上下寒热互结等证的方剂,称和解剂。

22. 祛湿剂：凡以祛湿药为主组成,具有化湿利水、通淋泄浊等作用,用于治疗水湿证的方剂,统称祛湿剂。

23. 祛痰剂：凡以祛痰药为主组成,具有排出或消解痰涎的作用,用于治疗各种痰证的方剂,统称祛痰剂。

24. 润燥剂：凡以滋阴润燥药为主组成,具有润肺止咳的作用,用于治疗各种燥咳证的方剂,统称润燥剂。

25. 理气剂：凡以理气药为主组成,具有行气或降气的作用,用于治疗气滞或气逆证的方剂,统称理气剂。

26. 先煎：主要指一些有效成分难溶于水的金石、矿物、介壳类药物,应打碎先煎煮 20~30 分钟,再下其他药物同煎,以使有效成分充分析出。

27. 后下：主要指一些气味芳香的药物,久煎其有效成分易挥发而降低药效,须在其他药物煎沸 5~10 分钟后放入。

28. 溶化：又称烊化,胶质类或黏性大且易溶的药物为防止同煎粘锅煮糊,或黏附于其他药而影响药效,需单独加温溶化,用煎好的药液兑服。

29. 文火：是指使温度上升及水液蒸发缓慢的火候。

30. 武火：又称急火,是指使温度上升及水液蒸发迅速的火候。

三、填空题

1. 四气　五味　升降浮沉　归经　毒性

2. 寒　热　温　凉　四性

3. 以脏腑经络学说　药物所治疗的具体病证

4. 归经　升降浮沉

5. 辛温解表药　辛凉解表药

6. 清热泻火　清热燥湿　清热解毒　清热凉血　清虚热

7. 温化寒痰药　清化热痰药　止咳平喘药

8. 药味加减变化　药量加减变化　剂型更换的变化

9. 汤剂　丸剂　散剂　膏剂　丹剂（任写五种）

10. 辛温解表剂　辛凉解表剂

11. 凉血止血药　化瘀止血药　收敛止血药　温经止血药

12. 通利水道　渗除水湿

13. 补气药　补阳药　补血药　补阴药

14. 攻下剂　润下剂　峻下逐水剂

15. 和解少阳剂　调和肝脾剂　调和肠胃剂

16. 消食导滞剂　消痞化积剂

17. 500ml 糖盐水　虚脱

18. 70℃　30~60 分钟

19. 20~22℃　40~45℃

20. 10~15cm　40℃　20~30 分钟

21. 武火　文火

22. 包煎　烊化　泡服　煎汤代水

23. 空腹　睡前

24. 文火　武火

25. 鼻饲

四、简答题

1. 答：中药的药性是指药物与疗效有关的性质和性能。药性理论是中药理论的核心，主要包括四气、五味、升降浮沉、归经、毒性、配伍、禁忌等。

2. 答："能收能涩"，有收敛、固涩之功效。酸味药大多用于治疗体虚多汗、肺虚久咳、久泻滑脱、遗精遗尿、崩漏带下等病证。

3. 答：四气是指药物寒、热、温、凉四种不同的药性，又称四性。它反映了药物对人体阴阳盛衰、寒热变化的作用倾向，为药性理论重要组成部分，是说明药物作用的主要理论依据之一。

4. 答：五味是指药物有辛、甘、酸、苦、咸五种不同的滋味，有些药还具有淡味或涩味。

5. 答：辛味药"能散，能行"，具有发散、行气、行血的作用。辛味药多用治表证及气血阻滞之证。

6. 答：甘味药"能补、能和、能缓"，具有补益、和中、调和药性和缓急止痛的作用。甘味药多用治正气虚弱、身体诸痛及调和药性、中毒解救等几个方面。

7. 答：归经理论为临床辨证用药提供了方便，即根据疾病的临床表现，通过辨证审因，诊断出病变所在脏腑经络部位，按照归经来选择适当药物进行治疗。归经理论对相似药物的鉴别应用有十分重要的意义。

8. 答：有效成分难溶于水的一些金石、矿物、介壳类药物，应打碎先煎，煮沸 20~30 分钟，再下其他药物同煎，以使有效成分充分析出，如磁石、代赭石等。此外，附子、乌头等毒副作用较强的药物，宜先煎 45~60 分钟后再下他药，久煎可以降低毒性，安全用药。

9. 答：一些气味芳香的药物，久煎其有效成分易于挥发而降低药效，须在其他药物煎沸 5~10 分钟后放入，如薄荷、青蒿等。此外，有些药物虽不属芳香药，但久煎也能破坏其有效成分，如钩藤、大黄等亦属后下之列。

10. 答：包煎主要指黏性强、粉末状及带有绒毛的药物，宜先用纱布袋装好，再与其他药物同煎，以防止药液浑浊或刺激咽喉引起咳嗽及沉于锅底，加热时引起焦化或糊化。如蛤粉、滑石、青黛、旋覆花、车前子、蒲黄及灶心土等。

11. 答：某些贵重药材，为了更好地煎出有效成分，应单独另煎，即另炖 2~3 小时。煎液可以另服，也可与其他煎液混合服用。如人参、西洋参、羚羊角、麝香、鹿茸等。

12. 答：因为"甘能补"，能够扶助正气，补益精微，具有补虚作用，所以补虚药性味多甘。

13. 答：因心藏神、肝藏魂，故安神药主入心、肝二经，具有镇惊安神或养心安神之效。

14. 答：包括芳香化湿剂、清热祛湿剂、利水渗湿剂、温化水湿剂、祛风除湿剂。

15. 答：气血双补剂适用于气血两虚之证，症见头晕目眩，肢体倦怠，面色无华，舌淡苔薄白，脉虚细。代表方剂：八珍汤、十全大补汤等。

16. 答：收涩药为应急之品，治标之物，滑脱病势一旦控制，应服用补虚药，以补助正气。收涩剂有敛邪之弊，故表邪未解，热病汗出，痰多咳嗽等均非收涩药所宜。膳食宜平补，忌食生冷寒凉。

17. 答：补益剂宜饭前空腹服用，脾胃虚弱者慎用，虚弱证一般病程较长，故补益药宜做成蜜丸、膏剂、片剂等使用，服药期间，饮食宜清淡、易消化，忌食辛辣、油腻、生冷之品。忌食萝卜和富含纤维素的食物，以减缓排泄，增加吸收。

五、论述题

1. 答：药性的寒热温凉是由药物作用于人体所产生的不同反应和所获得的不同疗效而总结出来，它与所治疗疾病的性质是相对而言的。如病人表现为高热烦渴，面红目赤，咽喉肿痛，脉洪数，这属于阳热证，用石膏、知母、栀子等药物治疗后，上述症状得以缓解或消除，说明它们的药性是寒凉的；反之，如病人表现为四肢厥冷，面色白，脘腹冷痛，脉微欲绝，这属于阴寒证，用附子、肉桂、干姜等药物治疗后，上述症状得以缓解或消除，说明它们的药性是温热的。

2. 答：汤剂是中药最为常用的剂型之一，在汤剂的煎煮过程中应注意：①煎药用具：以砂锅、瓦罐为好，搪瓷罐次之，忌用铜铁锅，以免发生化学反应，影响疗效。②煎药用水：以水质洁净新鲜为好，现在多用自来水、井水、蒸馏水等。③煎药火候和时间：要根据药物性能而定。一般来讲，解表药、清热药宜武火煎煮，时间宜短，煮沸后再煎 3~5 分钟即可；补养药需用文火慢煎，时间宜长，煮沸后再续煎 30~60 分钟。④特殊煎法：根据某些药物的性能，有目的地选用先煎、后下、包煎、另煎、溶化、泡服、冲服、煎汤代水等特殊煎煮方法。

3. 答：解表药武火煮沸后不可久煎，宜取汁温服，服药后即卧床加盖衣被休息，并啜热饮以助药力。发汗应以遍身微汗为宜，即汗出邪去为度，同时应及时用干毛巾或热毛巾擦干，注意避风寒。服用解表剂时,饮食宜清淡、易消化,忌食辛辣、油腻及酸性食物,特别忌食鱼蟹类、狗肉、香菇等毒发之物。风寒表证宜多食温热食物,风热表证宜多食清热食物。服用发汗解表药者,禁用或慎用解热镇痛类西药,以防汗出过多伤阴。密切观察病情变化,尤其对病人体温和汗出情况随时记录,对老幼及重症病人要注意防止高热抽搐、虚脱等情况的发生。

4. 答:脾胃虚弱、阳虚及寒证忌用,阴虚者慎用。清热剂,煎煮时间不宜过久,一般沸后10~15分钟,宜凉服或微温服。服用清热剂应中病即止,以免损伤正气。病房通风良好,配有降温设备。高热不解者可配合物理降温,汗出较多者应及时更换衣被,避免感受风寒。病人饮食宜清淡,忌食辛辣、油腻之品。严密观察发热程度,汗出情况,神志、生命体征等变化,并做详细记录。

5. 答:中药的特殊煎法包括:①先煎:主要指一些有效成分难溶于水的金石、矿物、介壳类药物,如磁石、生石膏、龙骨、鳖甲等,应打碎先煎煮20~30分钟,再下其他药物同煎,以使有效成分充分析出。②后下:主要指一些气味芳香的药物,久煎其有效成分易挥发而降低药效,须在其他药物煎沸5~10分钟后放入,如薄荷、青蒿、荆芥、木香、砂仁等。③包煎:绒毛类、粉末类药物,为防止煎药后药液浑浊对消化道、咽喉产生不良刺激,应先用纱布包好,再加入同煎,如滑石粉、旋覆花等。④另煎:贵重药为了保存其有效成分,尽量减少被同煎药物的吸收,可将药切成小片,单味煎煮2~3小时,煎好后单独服用或兑入汤药中同服。如人参、羚羊角等。⑤溶化:又称烊化,胶质类或黏性大且易溶的药物,为防止同煎粘锅煮糊,或黏附于其他药而影响药效,需单独加温溶化,用煎好的药液兑服,如阿胶、鹿角胶等。⑥泡服:指某些有效成分易溶于水或久煎易破坏药效的药物,可以用少量开水或复方中其他药物滚烫的煎出液趁热浸泡,加盖半小时后去渣服用,如藏红花、番泻叶、胖大海等。⑦冲服:某些贵重药、细料药、量少的药和汁液性药物,不需煎煮,用煎好的其他药液或开水冲服即可,如三七粉、牛黄、沉香等。

6. 答:①出血证而无瘀血征象者禁用,妇女月经过多及孕妇禁用或慎用。②虫类药入药以丸散剂为宜,或配合散剂外用;活血止痛类药宜用酒制或醋制,以增强疗效。破血类的虫类药大多有毒,应严格掌握剂量,中病即止,并定期检查肝肾功能,以防对人体造成损害。③活血化瘀类方药宜饭后服。病人饮食宜用温通类食物,忌食滋腻之品。做好精神调护。

7. 答:①温肺祛痰药和祛风化痰药大多有毒,内服剂量不宜过大,阴虚有热者忌用。攻下逐痰药药性峻猛,非痰积而体壮者,不可轻投。②祛痰药宜饭后温服,平喘药宜在哮喘发作前1~2小时服用,治疗咽喉疾病人,宜多次频服,缓慢下咽。③服药后应重点观察咳、喘、痰的变化,痰多者可配合体位引流、雾化吸入等护理措施。④病人宜多饮水,少食油腻,禁食生冷及过甜、过咸、辛辣等刺激性食品,饮食宜清淡,易消化。

第九章 针灸疗法与护理

一、选择题

1. B　2. D　3. E　4. E　5. E　6. A　7. C　8. D　9. B　10. D　11. E　12. A
13. D　14. D　15. D　16. B　17. D　18. D　19. E　20. D　21. A　22. C　23. B　24. C
25. D　26. A　27. D　28. E　29. A　30. D　31. C　32. D　33. D　34. D　35. D　36. B
37. C　38. B　39. D　40. D　41. D　42. A　43. C　44. C　45. A　46. D　47. D　48. A

49. C 50. B 51. C 52. B 53. B 54. B 55. C 56. A 57. A 58. B 59. A 60. D
61. D 62. A 63. B 64. D 65. C 66. D 67. D 68. C 69. C 70. B 71. D 72. D
73. C 74. B 75. C 76. D 77. D 78. C 79. B 80. E 81. C 82. A 83. D 84. E
85. A 86. C 87. B 88. C 89. B 90. D 91. C 92. C 93. C 94. B 95. D 96. E
97. C 98. A 99. D 100. C 101. B 102. E 103. C 104. E

二、名词解释

1. 腧穴:是人体脏腑经络之气输注于体表的部位。

2. 阿是穴:是指以病痛局部或病痛相关部位的压痛点、反应点作为针灸部位,随病而定,没有固定位置和具体穴名的一类腧穴,又称"不定穴""天应穴"等,近代又称"压痛点"。

3. 中指同身寸:是以被取穴者中指中节桡侧两端纹头之间距离作为一寸,来量取穴位。

4. 经穴:是指有固定的名称、位置和归经,且归属于十二经和任脉、督脉的腧穴。其具有主治本经和所属脏腑病证的共同作用,归纳于十四经脉系统中,简称"经穴"。

5. 曲池:屈肘呈直角,肘横纹外侧端与肱骨外上髁连线中点。

6. 得气:又称针感,是指针刺入腧穴后,针刺部位产生的酸、麻、胀、重等经气感应及操作者针下的沉紧感。

7. 晕针:是指在针刺过程中病人发生晕厥的现象。

8. 滞针:是指在行针时或留针后,施术者感觉针下涩滞,提插、捻转、出针均困难,而病人则感觉疼痛的现象。

9. 电针法:是毫针针刺得气后,在针上通以接近人体生物电的微量电流,以防治疾病的一种针刺方法。

10. 水针法:又称穴位注射,是在穴位中进行药物注射,通过针刺和药液对穴位的刺激及药理作用,从而调整机体功能,改善病理状态的方法

11. 一夫法:以病人示指、中指、无名指、小指并拢时,以中指中节横纹为准,四指的宽度为3寸。

12. 皮内针法:将特制的小型针具固定于腧穴部位的皮内作较长时间留针的一种方法。

13. 灸法:以艾为主要施灸材料,点燃后在体表穴位或病变部烧灼、温熨,借其温热、药物的刺激作用,以调整脏腑经络功能,达到防病治病的治疗方法。

14. 耳针法:用针刺或其他方法刺激耳穴,以防治疾病的一种方法,具有操作简便、奏效迅速等特点。

15. 近治作用:是一切腧穴主治作用所具有的共同特点。

16. 远治作用:是十四经腧穴主治作用的基本规律。

17. "骨度"折量定位法:指以体表骨节为主要标志折量全身各部的长度和宽度,定出分寸,用于腧穴定位的方法。

18. 拇指同身寸:以病人拇指指间关节的宽度作为1寸。

19. 舒张进针:左手拇、示指将穴位局部皮肤撑开绷紧,右手将针刺入穴位。

20. 提捏进针:左手拇、示指将针刺局部皮肤捏起,右手持针从捏起皮肤的上部刺入。

三、填空题

1. 3寸　一横指

2. 阴陵泉

3. 手太阴肺　手少阳三焦　足太阳膀胱

4. 足三里　关元

5. 固定标志定位法　活动标志定位法

6. 9　18　3

7. 手阳明大肠经　手少阳三焦经　手太阳小肠经　足太阴脾经　足少阴肾经　足厥阴肝经

8. 中指同身寸　拇指同身寸　横指同身寸

9. 斜方肌上端　胸锁乳突肌之间的凹陷

10. 涌泉穴　水沟穴

11. 大　快

12. 针具　医者的双手　病人的施术部位、治疗室

13. 直刺　斜刺　横刺

14. 针刺　艾灸

15. 上部至下部　背部　腰部　头面　四肢

16. 毛刺　扬刺　浮刺

17. 循经叩刺　穴位叩刺　病变局部叩刺

18. 注射部位　性能和浓度

19. 针尖　针身　针根　针柄　针尾

20. 生姜片　蒜片　盐

21. 温补中气　回阳固脱

22. 悬起灸　实按灸

23. 火力温和　穿透力强

24. 三角窝内

25. 潮红　充血

26. 梅花针　七星针

27. 关节腔　血管

28. 0.3　0.5

29. 关节　胸腹

30. 1 周

31. 密波

32. 抑制反应

33. 1.5

34. 疏密波　断续波

35. 留针

36. 行针

37. 平刺

38. 提捏进针

39. 舒张进针

40. 指切进针

四、简答题

1. 答:①骨度分寸定位法;②自然标志取穴法;③手指同身寸取穴法;④简便取穴法。

2. 答:横指同身寸,又名"一夫法",是令病人将示指、中指、无名指、小指并拢,以过中指近端指关节横纹处的四指宽作作 3 寸。

3. 答:定位在肘横纹上,肱二头肌腱桡侧缘凹陷处。主治为咳嗽,咯血,咽喉肿痛,肘臂挛痛,吐泻,中暑,小儿惊风等。

4. 答:人体的腧穴一般分为十四经穴、经外奇穴和阿是穴三类。经穴具有以下三个特点:①有固定的归经;②有固定的名称;③有固定的部位。经外奇穴的特点是:①有固定位置;②有固定名称;③无归经;④主治单一,疗效奇特。阿是穴的特点是:①无固定位置;②无穴位名称;③无归经。

5. 答:毫针的不同规格,是以针身的直径和长度来区分,临床一般是以粗细为 30~33 号(0.32~0.26mm)和长短为 1~3 寸(25~75mm)的毫针最为常用。

6. 答:临床上针刺时的常用体位主要有仰卧位、俯卧位、侧卧位、仰靠坐位、侧伏坐位、俯伏坐位。

7. 答:灸法是指用艾绒或其他药物放置在体表的腧穴上烧灼、温熨等,借灸火的温和热力以及药物的作用,通过经络的传导,起到温通气血,扶正祛邪,达到治疗疾病和预防保健的方法。根据施灸材料可分为艾灸法和非艾灸法两大类。

8. 答:温针灸就是在毫针刺入穴位后的留针期间,在针柄上套以艾条施灸。

9. 答:前后发际之间是 12 寸,用于确定头部经穴的纵向距离;眉心至前发际是 3 寸。两额角之间是 9 寸,用于确定头前部经穴的横向距离。耳后两乳突之间是 9 寸,用于确定头后部经穴的横向距离。

10. 答:定位在前臂前区,腕掌侧远端横纹上 2 寸,掌长肌腱与桡侧腕屈肌腱之间。主治病症为胸胁痛,心悸,失眠。

11. 答:标准定位在腕前区,腕掌侧远端横纹尺侧端,尺侧腕屈肌腱的桡侧缘。主治病症是心烦,失眠。

12. 答:标准定位在手背,第 2 掌骨桡侧缘中点。主治病症是口眼㖞斜,近视,斜视,面肌痉挛,颞下颌关节紊乱综合征。

13. 答:标准定位在前臂后区,腕背侧远端横纹上 2 寸,尺骨与桡骨间隙中点。主治病症是面瘫,面肌痉挛,目赤肿痛。

14. 答:标准定位在手内侧,第 5 掌指关节尺侧近端赤白肉际凹陷中。主治病症是面肌痉挛,头项强痛,咽喉肿痛。

15. 答:标准定位在小腿外侧,犊鼻下 3 寸,犊鼻与解溪连线上。主治病症是胃肠疾患,消瘦,肥胖症,面肌痉挛。

16. 答:标准定位在颈后区,枕骨之下,胸锁乳突肌上端与斜方肌上端之间的凹陷中。主治病症为近视,面瘫,面肌痉挛。

五、论述题

1. 答:①近治作用:近治作用或局部作用是一切腧穴主治作用所具有的共同特点,是所有腧穴都具有的治疗作用。即各腧穴均可以治疗所在部位及邻近组织、器官的病症,所谓"腧穴所在,主治所在"。②远治作用:腧穴的远治作用是与经脉的循行密切相关的。这主要为十四经穴的主治规律。在十四经腧穴中,尤其是十二经脉在四肢肘、膝关节以下的腧穴,不仅可以治疗所在局部组织、器官的病症,而且还可以治疗本经脉循行所联系的远隔部位的脏腑、组织、器官的病症,有些腧穴甚至具有影响全身的治疗作用。这一作用特点今人归纳为"经脉所过,主治所及"。③特殊作用:在特定穴中有若干类具有特殊治疗作用的经穴,不仅具有一般腧穴的主治作用,而且还有独特的主治内容。大量的临床实践证明,除特定穴的特殊作用外,针刺某些腧穴还具有相对特异性,或对机体的不同状态起着良性的双向调整作用,均是其特殊的治疗作用。

2. 答:针刺过程中最常出现的意外情况是病人发生晕厥现象,即晕针。晕针处理:停止针刺;平卧保暖饮温水;刺水沟、足三里,灸百会、关元;并根据生命体征的情况予以处理。晕针预防:消除顾虑和紧张情绪;宜进食后针刺;注意观察针刺过程中病人的反应。

3. 答:灸法的应用范围比较广泛,尤其对慢性虚弱性及风寒湿邪为患的病证为适宜。灸法有温经通络、行气活血、祛湿散寒的作用,可用来治疗风寒湿邪为患的病证及气血虚引起眩晕、贫血、乳少、闭经等证。灸法有温补中气、回阳固脱的作用,可用治久泄、久痢、遗尿、崩漏、脱肛、阴挺及寒厥等。灸法有消瘀散结的作用,对于乳痈初起、瘰疬、疔肿未化脓者有一定疗效。常灸大椎、关元、气海、足三里等腧穴,可鼓舞人体正气,增强抗病能力,起防病保健的作用。隔姜灸有解表散寒、温中止呕的作用,可用于外感表证、虚寒性呕吐、泄泻、腹痛等。隔蒜灸有清热、解毒、杀虫的作用,可用于疔肿疮疡、毒虫咬伤,对哮喘、脐风、肺痨、瘰疬等也有一定疗效。隔附子饼灸有温肾壮阳作用,可用于命门火衰而致的遗精、阳痿、早泄等。隔盐灸有温中散寒、扶阳固脱的作用。可用于虚寒性呕吐、泄泻、腹痛、虚脱、产后血晕等。温针灸具有针刺和艾灸的双重作用,一般针刺和艾灸的共同适应证均可运用。

4. 答:①循经叩刺指循着经脉进行叩刺的一种方法,常用于项背腰骶部的督脉和足太阳膀胱经。督脉为阳脉之海,能调节一身之阳气;五脏六腑之背俞穴,皆分布于膀胱经,故其治疗范围广泛;其次是四肢肘膝以下经络,因其分布着各经原穴、络穴、郄穴等,可治疗各相应脏腑经络的疾病。②穴位叩刺指在穴位上进行叩刺的一种方法,主要是根据穴位的主治作用,选择适当的穴位予以叩刺治疗,临床常用于各种特定穴、华佗夹脊穴、阿是穴等。③局部叩刺指在患部进行叩刺的一种方法,如扭伤后局部的瘀肿疼痛及顽癣等,可在局部进行围刺或散刺。刺激的强度是根据刺激的部位、病人的体质和病情的不同而决定的,一般分轻、中、重三种。

第十章　常用中医护理技术

一、选择题

1. B　2. C　3. D　4. A　5. A　6. D　7. B　8. A　9. B　10. E　11. C　12. B
13. B　14. A　15. E　16. C　17. D　18. D　19. B　20. B　21. A　22. C　23. A　24. B
25. C　26. B　27. D　28. B　29. D　30. E　31. A　32. B　33. C　34. B　35. D　36. A
37. B　38. C　39. A　40. A　41. C　42. A　43. D　44. B　45. D　46. C　47. C　48. A
49. C　50. E　51. C　52. D　53. C　54. A　55. C　56. A　57. B　58. C　59. D　60. E
61. C　62. A　63. B　64. C　65. B　66. D　67. A　68. D　69. A　70. A　71. E　72. C

73. D　74. C　75. B　76. D　77. D　78. C　79. D　80. A　81. E　82. D　83. B　84. B
85. A　86. A　87. D　88. C　89. E　90. B

二、名词解释

1. 拿法：用大拇指与示指、中指两指，或用大拇指与其余四指相对用力在一定部位和穴位上进行有节律性的提捏，称为拿法。

2. 推法：手指、掌或肘着力于体表一定部位上，进行单方向的直线移动，称为推法。

3. 滚法：用第五掌指关节背侧着力于治疗部位，以腕关节的伸屈动作与前臂的旋转运动相结合，使小鱼际和与手背在治疗部位作连续不断的往返滚动，称为滚法。

4. 按法：用手指、手掌或肘部等部位着力于治疗部位或穴位，用力下按，按而留之，称为按法。

5. 捏法：用指腹相对用力，挤压治疗部位，称为捏法。

6. 摇法：用一手附于肢体关节近端，另一手握住肢体关节远端，使关节做被动和缓的环转活动，称为摇法。

7. 抖法：用单手或双手握住患肢远端，稍用力作小幅度、连续、频率较快的上下抖动，称为抖法。

8. 拔罐疗法：古称角法、吸筒法，是以罐为工具，采用燃烧热力或抽吸的方法排出罐内空气，形成负压，使之吸附于施术部位，造成局部充血或瘀血，从而调动身体机能，防治疾病的一种方法。

9. 刮痧疗法：是用边缘钝滑的器具蘸取适量的润滑介质，在病人体表的一定部位或经络、穴位上反复刮动，使局部皮下出现瘀斑或痧痕，达到防治疾病的一种治疗方法。

10. 推拿：古称按摩、按跷、案扤等，是基于中医理论指导之下运用手法作用于人体体表的特定部位或经络、腧穴，达到治疗和保健效果的一种治疗方法。

11. 揉法：用手掌大鱼际、掌根或手指螺纹面着力于治疗部位或穴位，做轻柔缓和的环旋转动，并带动该处的皮下组织，称为揉法。

12. 搓法：用双手掌面着力于治疗部位，相对用力交替或往返快速搓动，称为搓法。

13. 指揉法：用手指螺纹面着力于治疗部位或穴位，做小幅度环旋转动，称指揉法。

14. 掌推法：指用手掌或者掌根在治疗部位或穴位上着力，以掌根为重点，用前臂力量沿一定方向推进，可用另一手掌叠于掌背以增加力量的操作方法，称掌推法。

15. 摇髋法：病人仰卧位，屈膝屈髋，术者站于病人侧方，一手扶住其膝部，另一手握住其踝部，作髋关节环旋摇动的方法称摇髋法。

三、填空题

1. 胸肋及腹　肩背腰臀及下肢　胸腹、腰背、四肢等
2. 95
3. 掌摩　指摩
4. 指推法　掌推法　肘推法
5. 拇指点　屈指点
6. 拿
7. 投入　侧

8. 煮罐　竹

9. 抽气筒　负压

10. 强壮　腰臀四肢　深层

11. 摩法　擦法　推法　搓法　抹法

12. 坐罐

13. 热力　空气　负压　充血、瘀血

14. 投火法　闪火法　滴酒法　贴棉法

15. 针刺　拔罐

16. 调整阴阳　疏经活络　扶正祛邪

17. 油剂　水剂　特制刮痧剂

18. 痧斑　痧痕

19. 脱罐　罐具　罐口

20. 祛风散寒　通经活络　消肿止痛

21. 丰满程度　面积大小

22. 投火　贴棉

23. 病人舒适　便于施术

24. 水牛角　黄牛角　蚌壳　瓷碗

25. 由上至下　由内至外

26. 刺血　拔罐

27. 小　快

28. 捏脊

29. 近端　远端

30. 指按法　掌按法

31. 单方向

四、简答题

1. 答：以两手掌面夹住一定部位，相对用力作快速搓揉，同时上下移动，称搓法。

2. 答：捏脊法具有调和营卫、健脾益气、行气活血的作用，适用于脾气虚弱、脘腹胀满、虚烦少寐等症，尤其对小儿发热、惊风、夜啼、疳积、腹泻、呕吐、腹痛、便秘、消化不良等症疗效更为明显。

3. 答：操作方法和要领为用手掌大鱼际、掌根或手指螺纹面着力于治疗部位或穴位，做轻柔缓和的环旋转动，并带动该处的皮下组织。

4. 答：拔罐疗法具有祛风散寒、通经活络、消肿止痛、吸毒排脓等作用，在临床应用较为广泛，常用于外感风寒所致头痛、咳嗽、哮喘，风寒湿痹所致关节疼痛、腰背酸痛，还可用于丹毒、红丝疔、毒蛇咬伤、疮疡初起未溃等外科疾病。

5. 答：用小鱼际侧掌背部以一定的压力附着于一定部位上，以肘部为支点，前臂作主要摆动，带动腕部作屈伸和前臂旋转的复合运动，使产生的力持续地作用于治疗部位。可用单手或双手交替操作。

6. 答：用一手握住（或扶住）关节近端的肢体，另一手握住关节远端的肢体，做缓和的回旋转动的手法，称为摇法。

7. 答：操作方法和要领为用手指指面或者手掌掌面着力于治疗部位或穴位，以腕部连同前臂，做环形的、有节奏的盘旋抚摩活动。

8. 答：要求病人坐位，术者站于病人侧后方，一手扶住其头顶部稍后方，另一手托住其下颏部，双手作相反方向环转摇动。

9. 答：用镊子或止血钳夹住酒精棉球，点燃后在火罐内壁中段快速绕 1~3 圈（注意：不可用用火焰烧罐口边沿，以免灼热的罐口烫伤皮肤），立即退出，迅速将罐吸附在施术部位。

10. 答：闪罐的操作方法为将罐子拔上后立即取下，反复操作，以皮肤潮红为度。此种方法多用于肌肉较松弛部位，常用于治疗局部疼痛、麻木或功能减退的虚证病人。

11. 答：刮痧部位皮肤表面出现红色或紫红色或黑斑的现象，临床称为"出痧"。

12. 答：刮痧法具有调整阴阳、疏经活络、扶正祛邪等作用。

五、论述题

1. 答：推拿疗法具有疏通经脉、调和气血、通畅气机、消瘀止痛的作用，在临床的适用范围越来越广泛，不仅应用于骨伤、内、妇、儿、五官等科疾病的治疗，其保健和美容作用也日渐为人们所重视。按照治疗人群，分为成人推拿和小儿推拿，成人推拿适用于骨伤科疾病、内科疾病、妇科疾病、五官科疾病等，小儿推拿适用于咳嗽、发热、哮喘、呕吐、厌食、便秘等疾病。

2. 答：走罐一般用于肌肉丰厚的部位，须选口径较大的玻璃罐，先在罐口或所拔部位的皮肤上涂一些凡士林或刮痧活血油等润滑油脂，再将罐拔住，然后用右手握住罐体上下反复推移，至所拔皮肤潮红充血甚或瘀血为度。

3. 答：如出现胸闷、面色苍白等明显不适应症状，应立即停止刮痧，保持室内温湿度适宜，空气清新，适当给予温开水，卧床休息。

参 考 文 献

1. 孙秋华. 中医护理学. 第 3 版. 北京:人民卫生出版社,2012.
2. 陈文松. 中医护理学学习指导及习题集. 北京:人民卫生出版社,2011.
3. 陈文松. 中医护理学. 第 2 版. 北京:人民卫生出版社,2011.
4. 陈建章,顾红卫. 中医护理. 第 2 版. 北京:人民卫生出版社,2010.
5. 奚中和. 中医学概要. 第 3 版. 北京:人民卫生出版社,2008.
6. 袁秀英. 中医护理学学习指导. 北京:人民卫生出版社,2004.
7. 贾春华. 中医护理学. 北京:人民卫生出版社,2006.
8. 李莉. 中医护理学基础. 北京:人民卫生出版社,2006.